AF405288

Ictus lacunar

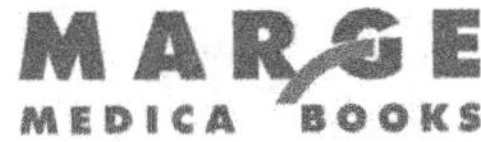

Ictus lacunar

Coordinador:
Dr. Joan Montaner

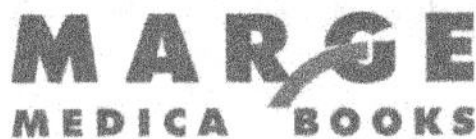

Colección: AVANCES EN PATOLOGÍA NEUROVASCULAR

ICTUS LACUNAR
Coordinador: Dr. Joan Montaner
1.ª edición 2012

© de esta edición, incluido el diseño de la cubierta, ICG Marge, SL

Edita: Marge Médica Books - València, 558, ático 2.ª - 08026 Barcelona (España)
www.marge.es - Tel. +34-932 449 130 - Fax +34-932 310 865

Director editorial: Hèctor Soler
Gestión editorial: Ana Soto, Anna Palacios
Edición: Rosa Serra, David Soler
Colaboración técnica: Carmen Company
Compaginación: Mercedes Lara
Impresión: Novoprint (Sant Andreu de la Barca, Barcelona)

ISBN: 978-84-15340-39-3
Depósito Legal: B-24.202-2012

Índice

Autores

Adrià Arboix Damunt
Unidad de Enfermedades
    Vasculares Cerebrales
Servicio de Neurología
Capio Hospital Universitari
    del Sagrat Cor
Universitat de Barcelona
Barcelona

Nuria Bargalló Alabart
Sección de Neurorradiología
Servicio de Radiodiagnóstico
Centro de Diagnóstico
    por la Imagen Clínic (CDIC)
Hospital Clínic de Barcelona
Universitat de Barcelona
Barcelona

Lorena Blanco Rojas
Unidad de Enfermedades
    Vasculares Cerebrales
Servicio de Neurología
Capio Hospital Universitari
    del Sagrat Cor
Universitat de Barcelona
Barcelona

Pere Cardona Portela
Unidad de Ictus
Servicio de Neurología
Hospital Universitari de Bellvitge
Universitat de Barcelona
L'Hospitalet de Llobregat
Barcelona
Institut d'Investigació Biomèdica
    de Bellvitge (IDIBELL)
Universitat de Barcelona
L'Hospitalet de Llobregat
Barcelona

Pilar Delgado Martínez
Institut de Recerca Vall d'Hebron
Laboratorio de Enfermedades
    Neurovasculares
Hospital Vall d'Hebron
Universitat Autònoma de Barcelona
Barcelona

Raquel Delgado Mederos
Unidad de Ictus
Servicio de Neurología
Hospital de la Santa Creu i Sant Pau
Universitat Autònoma de Barcelona
Barcelona

Marta Grau-Olivares
Unidad de Enfermedades
    Vasculares Cerebrales
Servicio de Neurología
Capio Hospital Universitari
    del Sagrat Cor
Universitat de Barcelona
Barcelona

Joan Martí Fàbregas
Unidad de Ictus
Servicio de Neurología
Hospital de la Santa Creu i Sant Pau
Universitat Autònoma de Barcelona
Barcelona

Josep Lluís Martí-Vilalta
Unidad de Enfermedades
    Vasculares Cerebrales
Servicio de Neurología
Hospital de la Santa Creu i Sant Pau
Universitat Autònoma de Barcelona
Barcelona

Jaime Masjuan Vallejo
Unidad de Ictus
Servicio de Neurología
Hospital Universitario Ramón y Cajal
Universidad de Alcalá de Henares
Madrid

Consuelo Matute Lozano
Unidad de Ictus
Servicio de Neurología
Hospital Universitario Ramón y Cajal
Universidad de Alcalá de Henares
Madrid

Maite Mendioroz Iriarte
Servicio de Neurología
Complejo Hospitalario de Navarra
Pamplona

Iolanda Riba Llena
Laboratorio de Investigación
    Neurovascular
Hospital Vall d'Hebron
Universitat Autònoma de Barcelona
Barcelona

Francisco Rubio Borrego
Servicio de Neurología
Hospital Universitari de Bellvitge
Universitat de Barcelona
L'Hospitalet de Llobregat
Barcelona
Institut d'Investigació Biomèdica
    de Bellvitge (IDIBELL)
Universitat de Barcelona
L'Hospitalet de Llobregat
Barcelona

Cristina Sierra Benito
Unidad de Hipertensión y
    Riesgo Vascular
Servicio de Medicina Interna
Hospital Clínic de Barcelona. IDIBAPS
Universitat de Barcelona
Barcelona

José Luis Tovar Méndez
Servicio de Nefrología
Hospital Vall d'Hebron
Universitat Autònoma de Barcelona
Barcelona

Prólogo

Esta obra es el sexto título de la colección *Avances en Patología Neurovascular*. Tras revisar la fisiopatología de la isquemia cerebral y compilar los avances en la prevención, el tratamiento y la rehabilitación del ictus isquémico, la colección intenta ahora estudiar en profundidad algunas afecciones neurovasculares que merecen especial atención. En el anterior tomo nos centramos en el ataque isquémico transitorio y en este libro pretendemos mostrar la situación actual del ictus lacunar.

Sabemos que el infarto cerebral de tipo lacunar puede ser sólo la punta del iceberg de un enorme problema sanitario, ya que las nuevas técnicas de imagen, como la resonancia magnética cerebral, han demostrado un enorme número de pacientes con patología vascular cerebral silente de pequeño vaso. Por ello, abordamos todas las fases de la evolución natural de la enfermedad, con un análisis muy actualizado de los aspectos fisiopatológicos que conducen a desarrollar un infarto cerebral lacunar, desde la hipertensión arterial hasta la microangiopatía cerebral. Además, comentamos las manifestaciones extracerebrales de la enfermedad de pequeño vaso, para poner en contexto esta enfermedad.

A continuación repasamos la epidemiología del infarto silente, del ictus lacunar y de la demencia asociada, e intentamos dar cifras sobre la situación en nuestro entorno sanitario. Y luego abordamos la clínica, los factores de riesgo y el pronóstico del ictus lacunar, incluyendo las alteraciones neuropsicológicas asociadas con los infartos lacunares.

¿Qué hemos de hacer ante la sospecha de patología cerebral de pequeño vaso? Ofrecemos actualizados protocolos diagnósticos ante un síndrome lacunar; muchas claves en esta enfermedad vienen de técnicas de neuroimagen avanzada que quedan cubiertas en el libro junto a nuevos biomarcadores sanguíneos. También dedicamos un capítulo a algunas enfermedades genéticas asociadas a microangiopatía cerebral (CADASIL, Fabry...).

En la última parte nos centramos en la terapéutica, desde el tratamiento del ictus lacunar en fase aguda hasta la prevención secundaria y el tratamiento de la presión arterial en este contexto; ambos aspectos críticos en esta patología que presenta altas tasas de recurrencia y progresión.

En un momento de gran preocupación por el auge de las enfermedades vasculares en las sociedades occidentales, en el cual el ictus, que puede producir un daño irreparable en el cerebro, constituye la primera causa de muerte en las mujeres españolas y tiene el triste honor de ser también la primera causa de invalidez y la segunda de demencia, nos enfrentamos al reto de frenar el avance de la enfermedad neurovascular mediante estrategias de prevención. En este escenario, la enfermedad vascular cerebral de pequeño vaso nos ofrece una gran oportunidad para establecer una prevención primaria y secundaria eficaz, y para frenar su evolución mediante el control de los factores de riesgo vascular, lo cual debería ser una obsesión de nuestro sistema sanitario, en especial ahora que la optimización de los recursos sanitarios es tan importante.

Por ello, para los diversos profesionales de la medicina que atienden este tipo de pacientes, este libro pretende ser una guía de las más recientes recomendaciones sobre el manejo de la enfermedad vascular cerebral de pequeño vaso. También puede ser de gran ayuda para residentes que entran en contacto con la patología neurovascular y para estudiantes de medicina que deseen ampliar sus conocimientos en estos temas en la frontera de la medicina vascular y las neurociencias.

Los autores de la obra son clínicos de diversas especialidades y de reconocido prestigio internacional, que han sabido condensar la complejidad de cada uno de los capítulos, sistematizar la evidencia y acercar a una amplia variedad de lectores la actualidad y la importancia de conocer en profundidad la patología cerebral de pequeño vaso y una de sus complicaciones más temidas: los infartos cerebrales de tipo lacunar.

DR. JOAN MONTANER
Servicio de Neurología
Director del Laboratorio de Investigación Neurovascular
Institut de Recerca Vall d'Hebron
Hospital Universitari Vall d'Hebron
Universitat Autònoma de Barcelona
Barcelona

Ictus lacunar

Capítulo 1

Fisiopatología: de la hipertensión arterial a la microangiopatía cerebral

C. Sierra

Unidad de Hipertensión y Riesgo Vascular
Servicio de Medicina Interna
Hospital Clínic de Barcelona. IDIBAPS
Universitat de Barcelona
Barcelona

Departamento de Medicina
Universitat de Barcelona
Barcelona

Correspondencia:
Dra. Cristina Sierra Benito
csierra@clinic.ub.es

Introducción

Con independencia de la edad, la hipertensión arterial (HTA) es, sin lugar a dudas, el factor de riesgo cardiovascular más relacionado con la patología vascular cerebral.[1] En efecto, la HTA es el factor de riesgo más importante para el desarrollo de ictus, tanto isquémico como hemorrágico, así como de otras afecciones vasculares cerebrales que incluyen el infarto lacunar, las lesiones cerebrales de sustancia blanca, los microsangrados cerebrales, el deterioro cognitivo y la demencia vascular. Por otra parte, la alta prevalencia de HTA entre la población adulta (> 25 %), y en particular en la población anciana (> 50-60 %),[2] contribuye a que en España la morbimortalidad relacionada con la patología vascular cerebral sea de primer orden, tanto sanitario como económico y social.

La HTA parece predisponer a los pacientes al desarrollo de deterioro cognitivo, demencia e ictus después de un tiempo que puede variar entre unos pocos años y varias décadas. Durante este periodo de tiempo, en el cual la mayoría de los pacientes hipertensos permanecen asintomáticos, la elevación de la presión arterial predispone al desarrollo de alteraciones sutiles, basadas en el estrechamiento arteriolar o en cambios microvasculares que comportan una isquemia crónica de pequeño vaso, focal o difusa (lacunares o lesiones de sustancia blanca), así como a depósitos de hemosiderina en los espacios perivasculares sobre todo de las arterias perforantes (microsangrados). La existencia de estas lesiones se detecta, principalmente, mediante resonancia magnética (RM) cerebral, y en su mayor parte en pacientes asintomáticos.

Estas lesiones vasculares cerebrales silentes están asociadas, en especial, a la presencia de varios factores de riesgo cardiovascular (HTA, dislipidemia, diabetes mellitus, tabaco), aunque la HTA es sin duda el más importante.[3] Está bien aceptado el considerar la enfermedad cerebral de pequeño vaso (lacunares, lesiones de sustancia blanca, microsangrados cerebrales) como parte de la lesión de órgano diana cerebral en el paciente hipertenso.

Clásicamente se creía que la presión arterial sistólica (PAS) se relacionaba más con la lesión isquémica y la presión arterial diastólica (PAD) con la hemorrágica; sin embargo, estudios epidemiológicos y clínicos indican una relación lineal entre ambas presiones y cualquier tipo de lesión cerebral. No obstante, es preciso comentar que los resultados del estudio MRFIT *(Multiple Risk Factor Intervention Trial)*, uno de los principales estudios epidemiológicos por su gran muestra (> 350.000 individuos) y su tiempo de seguimiento (> 10 años), sugieren que si bien tanto la PAS como la PAD están relacionadas de forma lineal con el riesgo de presentar un ictus, es el componente sistólico el principal predictor de daño vascular cerebral.[1] En este sentido, hay evidencias de que la presión de pulso, y en consecuencia el incremento de la rigidez arterial, se correlacionan con la lesión vascular cerebral provocada por la HTA, en particular por la HTA sistólica aislada. La presión de pulso (diferencia entre presión arterial sistólica y diastólica) es una medida de la distensibilidad arterial y se relaciona con el proceso arterioscleroso y el envejecimiento. En un subanálisis del estudio SHEP *(Systolic Hypertension in the Elderly Program)*, realizado en 4.736 individuos con HTA sistólica aislada, se pudo objetivar que por cada 10 mm Hg que aumente la presión de pulso se incrementa un 11 % el riesgo de presentar un ictus.[4]

Asimismo, Laurent *et al.*[5] mostraron que la velocidad de la onda de pulso carótida-femoral, una medida de la rigidez aórtica, es un predictor independiente para el desarrollo de ictus mortal en los pacientes hipertensos. Recientemente también se ha objetivado que la presión de pulso braquial, como medida de la rigidez arterial, se asocia a lesiones de sustancia blanca en la población anciana.[6]

A pesar de esta indudable relación epidemiológica, los mecanismos etiopatogénicos por los que la HTA produce patología cerebral son diversos, complejos y no aclarados por completo.

En este capítulo se explicarán los mecanismos relacionados con la HTA que influyen en el desarrollo de un infarto lacunar.

1 Circulación cerebral e hipertensión arterial

El cerebro es un órgano con una gran actividad metabólica, y a pesar de representar sólo el 2 % del peso corporal consume el 20 % al 30 % del oxígeno sanguíneo, para lo que recibe aproximadamente un 15 % a un 20 % del gasto cardiaco. El consumo de oxígeno en las diferentes partes del sistema nervioso depende de la densidad de las neuronas y del estado de su activación funcional. Como consecuencia de estas altas demandas, el sistema nervioso central es muy vulnerable a las alteraciones de la circulación cerebral. En condiciones normales, el flujo sanguíneo cerebral es de unos 50-60 ml/100 g/min^3 y viene determinado por la fórmula:

$$\text{Flujo sanguíneo cerebral} = \frac{\text{Presión de perfusión cerebral}}{\text{Resistencias vasculares cerebrales}} \, .$$

La presión de perfusión cerebral representa la diferencia entre la presión en la arteria al entrar en la circulación cerebral y la presión venosa de retorno. En condiciones normales, la presión venosa de retorno es mínima y, por lo tanto, la presión de perfusión cerebral es similar a la presión arterial sistémica. De esta manera, con una presión de perfusión cerebral normal, los cambios en el flujo sanguíneo cerebral se deben a cambios en las resistencias vasculares cerebrales. Diversos mecanismos regulan el flujo sanguíneo cerebral, pero el más importante es el de autorregulación, mediado por cambios en las resistencias vasculares cerebrales, por el cual los vasos sanguíneos cerebrales se dilatan en respuesta a una caída de la presión arterial y se contraen cuando se produce un incremento de ésta (véase la figura 1). De esta manera se asegura que el flujo sanguíneo cerebral se mantenga constante aunque se produzcan amplias fluctuaciones de la presión arterial, que puede oscilar entre 50 y 160 mm Hg (límite inferior y superior, respectivamente). Por tanto, la autorregulación de la circulación cerebral es el conjunto de mecanismos que protegen al cerebro de la isquemia en situaciones de baja perfusión cerebral, y previenen el

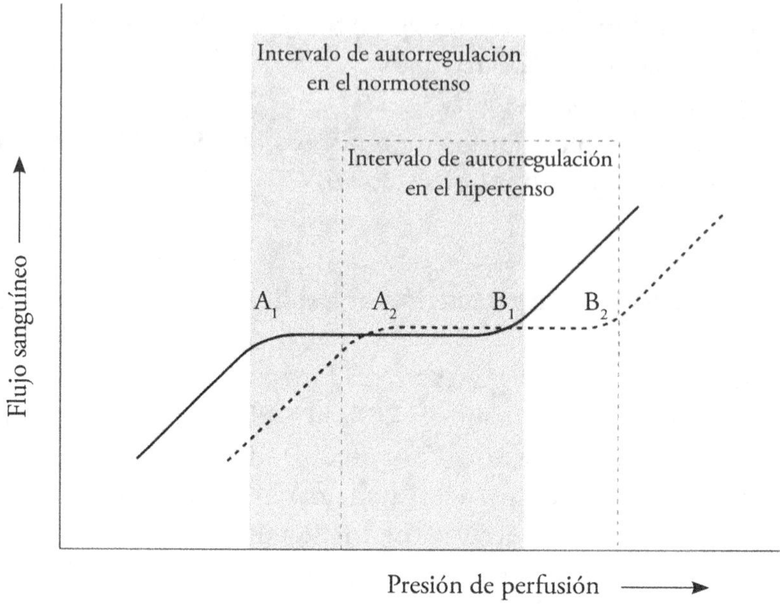

Figura 1. Esquema de los límites de autorregulación del flujo sanguíneo cerebral en función de las variaciones de la presión arterial. El desplazamiento, en los hipertensos, del límite inferior de la presión hacia la derecha, desde los valores de A₁ hasta A₂, determina que en esta franja de presión el flujo sanguíneo cerebral que corresponde a cada valor de presión sea menor que el de los normotensos.

riesgo de edema cerebral ante elevaciones de la presión arterial. Los mecanismos implicados en la autorregulación cerebral comprenden distintos factores, entre los que destacan los endoteliales, neurogénicos, metabólicos y miogénicos. También desempeñan un papel en la regulación del flujo sanguíneo cerebral el sistema nervioso simpático (su activación desplaza el límite superior de la autorregulación hacia presiones arteriales más altas) y el sistema renina-angiotensina (su activación desplaza la curva de autorregulación hacia la derecha). En modelos de experimentación, los inhibidores de la enzima conversora de la angiotensina aumentan el intervalo de la meseta autorreguladora, desplazando tanto su límite superior como el inferior, a expensas de la dilatación y de la contracción de las arterias grandes, pero no de la microcirculación cerebral.[7] De esta manera, algunos estudios han mostrado que, durante la isquemia cerebral, el bloqueo del sistema renina-angiotensina consigue disminuir la presión arterial sin modificar el flujo sanguíneo cerebral.[8] Otro de los factores que condiciona el flujo sanguíneo cerebral es la viscosidad plasmática, que depende del hematócrito, de la situación de la agregación celular y de la concentración proteica, en especial del fibrinógeno.

2　Autorregulación cerebral e hipertensión arterial

En el sujeto hipertenso, el valor absoluto del flujo sanguíneo cerebral es el mismo que en el normotenso, pues la curva de autorregulación cerebral está desplazada hacia la derecha tanto en lo que respecta al límite inferior como al superior. De este modo, aunque se toleran cifras de presión más elevadas disminuye la tolerancia a la hipotensión, que puede determinar hipoxia tisular por disminución de la presión de perfusión cerebral. Sin embargo, a pesar del fenómeno fisiológico de la autorregulación cerebral, el aumento mantenido de las cifras de presión arterial, característico de la HTA establecida, comporta una vasoconstricción mantenida en las arteriolas y las pequeñas arterias cerebrales que determinará la existencia de cambios estructurales en los vasos y favorecerá la aparición de diversos tipos de lesiones cerebrales. Estos cambios se caracterizan, fundamentalmente, por una hipertrofia de la pared vascular y por una disminución del diámetro interno y externo de los vasos, fenómeno que conocemos como «remodelado vascular».[9]

En este sentido, estudios de hemodinámica cerebral realizados en población hipertensa han mostrado que individuos jóvenes afectos de HTA tenían una velocidad de flujo sanguíneo cerebral más alta que pacientes con HTA «crónica» y con antecedentes de un ictus.[10] Asimismo, también se ha objetivado que pacientes con una HTA de larga evolución (> 5 años) presentaban una reducción de la velocidad del flujo sanguíneo cerebral y un incremento de las resistencias vasculares distales, en comparación con los afectos de HTA de corta evolución (< 5 años).[11] También se ha observado que pacientes hipertensos de mediana edad con lesiones silentes de la sustancia blanca cerebral muestran ya un incremento del tono vascular cerebral en comparación con hipertensos sin estas lesiones.[12]

3　Hipertensión arterial y arteriosclerosis

La HTA es un factor de riesgo para el desarrollo de arteriosclerosis, aunque no se conocen con exactitud los mecanismos patogénicos. Está comprobado que la incidencia de arteriosclerosis en los vasos arteriales de los pacientes hipertensos es más alta que en los normotensos de la misma edad y sexo. De hecho, la arteriosclerosis ocurre con mucha más frecuencia en las zonas vasculares que soportan mayor presión, y es más intensa y progresiva cuando se asocian otros factores de riesgo vascular, como la diabetes, la dislipidemia o el tabaquismo. En la génesis

- Estrés mecánico (lesión endotelial)
- Disfunción endotelial (pérdida de la capacidad vasodilatadora)
- Aumento de la permeabilidad vascular
- Apertura de canales iónicos
- Hipertrofia de las células musculares lisas (reducción de la luz vascular)
- Contracción de las células musculares lisas (aumento del tono vascular)
- Síntesis de fibras de colágeno (rigidez vascular)
- Trasudación de productos plasmáticos hacia la pared vascular

Tabla 1. Mecanismos fisiopatológicos en la arteriopatía cerebral hipertensiva.

de la arteriopatía cerebral hipertensiva se han implicado diversos mecanismos fisiopatológicos (véase la tabla 1).

Las alteraciones que se han relacionado con una afectación cerebral precoz asociada a la HTA podrían dividirse según se trate de alteraciones cerebrales funcionales o estructurales (véase la tabla 2). Las alteraciones funcionales, como una disminución de la reserva hemodinámica cerebral o un deterioro cognitivo leve, pueden estar causadas, a su vez, por alguna lesión estructural asociada al proceso aterosclerótico cerebral provocado por la HTA.

Sin embargo, es preciso comentar que la patocronía de estas alteraciones y su interrelación no están aclaradas. Entre los mecanismos fisiopatológicos que las desencadenan cabe destacar:

- Un incremento de la presión intraluminal que provocaría una alteración de la función endotelial y del músculo liso de la pared arterial. Ello aumentaría la permeabilidad de la barrera hematoencefálica y ocasionaría edema cerebral focal o multifocal.
- Lesión endotelial, que también daría lugar a la formación local de trombos y lesiones isquémicas.
- Necrosis fibrinoide, que ocasionaría infartos lacunares por estenosis u oclusiones focales.
- Cambios degenerativos en el endotelio y el músculo liso de la pared vascular que predispondrían a la aparición de hemorragias cerebrales.
- Cambios estructurales adaptativos en los vasos de resistencia. A pesar del efecto positivo de reducir la presión de la pared del vaso, el incremento de la resistencia vascular distal puede afectar a la circulación colateral y aumentar el riesgo de episodios isquémicos relacionados con fenómenos de hipotensión, o bien distalmente a una estenosis.

Alteraciones funcionales	Alteraciones estructurales
Disminución del flujo sanguíneo cerebral	Remodelado vascular
Aumento del tono vascular cerebral distal	Infartos lacunares
Disminución de la reserva hemodinámica cerebral	Lesiones de la sustancia blanca
Deterioro cognitivo incipiente	Microsangrados cerebrales

Tabla 2. Lesiones cerebrales precoces asociadas a la hipertensión arterial.

- La HTA acelera el proceso arterioscleroso, en general, y se incrementa así el riesgo de presentar lesiones cerebrales relacionadas con estenosis o embolias de los grandes vasos extracraneales, el arco aórtico o el corazón.
- Las arterias perforantes son vasos de pequeño calibre que nacen directamente de los troncos de las arterias cerebrales principales, y son las más sensibles a la elevación de la presión arterial. En estos vasos se producen distintos tipos de lesiones: lipohialinosis, microaneurismas de Charcot-Bouchard y microateromas.

Diversos estudios ya indicaron que la HTA y la arteriosclerosis pueden tener una vía patogénica común, que sería la alteración del endotelio.[13] En la HTA, esta alteración podría deberse a un defecto de la producción endotelial de óxido nítrico, o a un exceso en su degradación. En cualquier caso, ello provocaría una deficiente capacidad vasodilatadora mediada por el endotelio que, a su vez, potenciaría la disfunción endotelial presente en las primeras fases de la ateromatosis. En la arteriosclerosis, el primer paso para la formación de la placa de ateroma es una alteración funcional del endotelio, caracterizada por un aumento en la producción de sustancias vasoconstrictoras y promotoras del crecimiento (endotelina, prostaglandinas vasoconstrictoras) respecto a las vasodilatadoras (óxido nítrico, prostaciclina, factor hiperpolarizante derivado del endotelio), sin que se observen todavía cambios morfológicos. Esta disfunción endotelial está causada fundamentalmente por el efecto de cizallamiento del torrente circulatorio, y se localiza en las zonas vasculares con mayor tur-

> • Bifurcaciones de las arterias carótidas comunes
> • Sifones carotídeos
> • Orígenes de las arterias vertebrales
> • Arteria basilar
> • Círculo de Willis
> • Zonas proximales de las arterias cerebrales

Tabla 3. Principales localizaciones de la arteriosclerosis vascular cerebral.

bulencia del flujo sanguíneo, sobre todo en las bifurcaciones arteriales (véase la tabla 3). La HTA contribuye a un mayor efecto de cizallamiento. Tras la disfunción endotelial, y es muy probable que como consecuencia de ella, se produce una mayor adhesión y agregación plaquetaria, una infiltración monocitaria y una acumulación intracelular y extracelular de lípidos en la pared vascular lesionada; estos procesos dan lugar a una proliferación de células musculares lisas vasculares y a una necrosis celular con depósitos de calcio, que determina finalmente la formación de la placa de ateroma. Las consecuencias fisiopatológicas de la ateromatosis en las arterias cerebrales, que al igual que las coronarias son arterias musculares de mediano calibre, son una disminución de la adaptabilidad vascular, con la consiguiente pérdida de la capacidad vasodilatadora frente a las necesidades de oxígeno, lo que determina una reducción de la reserva vascular cerebral. Estudios de hemodinámica cerebral realizados en población hipertensa han mostrado que los pacientes hipertensos presentaban una reactividad vascular cerebral (o capacidad vasodilatadora) disminuida en comparación con los individuos normotensos, pero de menor intensidad si se comparaba con hipertensos que ya habían sufrido un infarto cerebral lacunar.[14]

La rotura de una placa de ateroma produce el fenómeno de trombosis, reorganización del trombo y aumento del tamaño de la placa de ateroma, con la consiguiente disminución u oclusión de la luz vascular, que determinará, en función del territorio vascular afectado, la aparición de diversos síndromes clínicos. Estas lesiones serían las causantes de los ictus isquémicos, tanto de los de etiología aterotrombótica como de los embolígenos no cardiacos (estos últimos provocados por el desprendimiento de una placa de ateroma). Asimismo, en las grandes arterias afectas de arteriosclerosis también pueden producirse dilataciones y elongaciones ectásicas, cuya rotura cause un ictus hemorrágico.

4   Envejecimiento vascular cerebral

Los cambios asociados al propio proceso del envejecimiento también provocan una mayor susceptibilidad de los vasos a los efectos nocivos de los factores de riesgo cardiovascular y las enfermedades cardiovasculares.[15] En la tabla 4 se resumen los cambios relacionados con el envejecimiento vascular, así como los asociados al propio envejecimiento cerebral. Las alteraciones relacionadas con el envejecimiento cerebral contribuyen al desarrollo de enfermedad de pequeño vaso, de ictus isquémico y hemorrágico, y de deterioro cognitivo.

La microvasculatura cerebral que forma la barrera hematoencefálica cambia durante el proceso de envejecimiento. Diferentes estudios han demostrado que con el envejecimiento se produce un aumento de la permeabilidad de la barrera hematoencefálica, y esto sería uno de los posibles mecanismos etiopatogénicos tanto del inicio como de la progresión de la enfermedad microvascular cerebral.[16] El área de la superficie capilar disminuye, mientras que el diámetro, el volumen y la longitud total aumentan.[17] Esta degeneración asociada al envejecimiento estructural y funcional de la vasculatura cerebral ocasionaría una alteración de la perfusión local. La hipoperfusión cerebral no necesariamente sería la causa de una isquemia tan grave como la observada en un ictus, pero sí conduciría a una oligohemia y la posterior alteración de la microcirculación con lesión del endotelio cerebral.[18]

Envejecimiento vascular	Envejecimiento cerebral
Estrés oxidativo y disfunción endotelial	↑ Permeabilidad de la barrera hematoencefálica
Inflamación	Tortuosidad de las arteriolas de la sustancia blanca
Aumento de la rigidez arterial	↓ Peso cerebro, aumento de ventrículos, ↑ peso plexos coroideos
Alteración en la regulación del sistema renina-angiotensina	Enfermedad vascular de pequeño vaso
Alteración funcional de células progenitoras endoteliales	Angiopatía cerebral amiloide

Tabla 4. Mecanismos de envejecimiento vascular y de envejecimiento cerebral que causan una mayor vulnerabilidad en la población anciana e incrementan el riesgo de enfermedad vascular cerebral.

En resumen, las alteraciones asociadas al envejecimiento de la vasculatura cerebral reducirían la reserva vascular cerebral y aumentarían la susceptibilidad del cerebro a sufrir una lesión isquémica, y también una hemorrágica.

5   Hipertensión arterial y lesión de los vasos de pequeño calibre

Como ya se ha mencionado, la HTA daña los vasos cerebrales de pequeño o gran calibre, y de localización tanto intracraneal como extracraneal. Las arterias perforantes son vasos de pequeño calibre que nacen directamente de los troncos de las arterias cerebrales principales, y son las más sensibles a la elevación de la presión arterial. En estos vasos se producen distintos tipos de lesiones:

- *Lipohialinosis:* alteración de la arquitectura de la pared arterial, con depósitos hialinos en la capa subíntima, infiltración por macrófagos grasos o células espumosas, y acumulación perivascular de monocitos, con el consiguiente engrosamiento de la capa media. Funcionalmente ello se traduce en una reducción de la elasticidad y de la luz vascular, que contribuye a un aumento de las resistencias periféricas.

- *Microaneurismas de Charcot-Bouchard:* debilitamiento de la pared vascular con formación de microaneurismas, como consecuencia de la degeneración lipohialina.

- *Microateromas:* sus características histológicas son idénticas a las de las placas de ateroma de las grandes arterias. Normalmente se hallan en las arterias perforantes y en las arterias más distales corticales, es decir, en vasos con un calibre de 200 a 400 μm, en pacientes con hipertensión arterial crónica.

La rotura o la oclusión de alguna de estas lesiones es la causa de los infartos lacunares y de la hemorragia intracerebral, que por orden de frecuencia se localizan fundamentalmente en los ganglios basales, la región pontina, el tálamo, el cerebelo y la sustancia blanca profunda. El infarto lacunar es el «subtipo de infarto» que más se relaciona con la HTA (72-97 % de los casos, según las series).[19] Los cambios lipohialinóticos hipertensivos son la causa más frecuente de oclusión de los vasos pequeños y de un posterior infarto. Así, la HTA es, a la vez, un factor de riesgo (de la arteriosclerosis) y un factor etiológico (de la lipohialinosis) en los infartos lacunares.

6　Relación entre la hipertensión arterial y las lesiones de la sustancia blanca cerebral

La etiopatogenia de las lesiones de la sustancia blanca aún no está aclarada por completo. La hipótesis más aceptada para la patogénesis de estas lesiones es que están mediadas por un mecanismo vascular, dada la elevada prevalencia de lesiones de la sustancia blanca en los pacientes con factores de riesgo cardiovascular. Estudios necrópsicos hallaron que las lesiones de la sustancia blanca se asociaban a cambios degenerativos en las arteriolas,[20] lo que sugiere que la arteriosclerosis de los vasos penetrantes cerebrales era el principal factor en la patogenia de dichas lesiones. En este sentido, estudios transversales han relacionado medidas indirectas de la arteriosclerosis, como el grosor de la íntima media carotídea[21] o el índice de elasticidad,[22,23] con la presencia de lesiones de la sustancia blanca. En este *continuum* de la arteriosclerosis también se han relacionado marcadores de disfunción endotelial (moléculas de adhesión intercelular [ICAM]),[24] así como de inflamación (proteína C reactiva),[25] con la presencia de lesiones de la sustancia blanca.

Las lesiones de la sustancia blanca se asociarían, en su mayor parte, a fenómenos isquémicos relacionados con una arteriosclerosis, favorecida por la HTA principalmente, de los vasos perforantes de la sustancia blanca cerebral, así como con un posible componente hemodinámico favorecedor de la hipoxia (con una disminución de la presión de perfusión) ocasionado por la pérdida de la autorregulación cerebral observada en la HTA.

Diversos estudios, tanto de diseño transversal como longitudinal, han relacionado la presión arterial con la presencia de lesiones de la sustancia blanca, y han investigado la influencia del tratamiento antihipertensivo y del correcto control de la presión.[26] En la revisión efectuada por Pantoni *et al.*,[27] que incluía más de 160 publicaciones sobre lesiones de la sustancia blanca, la HTA era el factor de riesgo que más se asociaba a ellas, además de la edad.

El perfil circadiano de la presión arterial también se ha asociado a la existencia de lesiones de la sustancia blanca en estudios realizados en población anciana hipertensa. Así, se ha observado que los pacientes que presentan una reducción nocturna de la PAS ≥ 20 % de la presión sistólica diurna *(extreme dippers)* muestran mayor lesión vascular cerebral silente (infartos lacunares y lesiones de la sustancia blanca) que el resto de los pacientes hipertensos.[28] Y por otro lado, los hipertensos sin descenso nocturno de la presión arterial *(non dippers)* presentan una mayor incidencia de lesión vascular cerebral que aquellos con un descenso entre el 10 % y el 20 % *(dippers)*.[29]

7   Detección de una lesión vascular cerebral silente y estratificación del riesgo cardiovascular en el hipertenso

El objetivo primario del tratamiento del paciente con elevación de las cifras de presión arterial es la máxima reducción a largo plazo del riesgo absoluto de morbimortalidad cardiovascular. Para ello es necesario valorar los objetivos de presión arterial a alcanzar en función del riesgo cardiovascular global del paciente hipertenso, así como de su situación clínica, lo que significa fundamentalmente valorar la coexistencia de múltiples factores de riesgo cardiovascular, síndrome metabólico, lesión de órgano diana, diabetes mellitus de tipo 2 o bien una enfermedad cardiovascular o renal establecida.

Está reconocido por la mayoría de las guías que la detección de una lesión «preclínica» en un paciente hipertenso debe llevar a una evaluación cardiaca y renal, que principalmente revelará una hipertrofia del ventrículo izquierdo y una microalbuminuria o una alteración de la función renal.

La detección de una lesión precoz cerebral (lacunares, lesiones de la sustancia blanca, microsangrados) implica la realización de una RM cerebral, con el inconveniente del mayor coste económico que supone y la menor disponibilidad en la práctica médica habitual. En la actualidad, las guías no contemplan la existencia de lesión de órgano diana cerebral. No obstante, en la última revisión de las guías de la European Society of Hypertension, de 2009,[30] sobre el tratamiento de la HTA, se hacía mención a un estudio que halló que la prevalencia de lesiones cerebrales silentes (lesiones de la sustancia blanca, lacunares, microsangrados o todos) era mayor (44 %) que la afectación subclínica cardiaca (21 %) y la renal (26 %), y que a menudo ocurría en ausencia de otros signos de lesión de órgano diana.[31] Este estudio se realizó en 192 hipertensos no tratados (18 a 90 años de edad; edad media de 51,6 años) y sin antecedentes de enfermedad cardiovascular ni vascular cerebral, y sin diabetes, síndrome de apnea obstructiva del sueño ni insuficiencia renal crónica. Se valoró la posible afectación cerebral mediante RM y la afectación cardiaca (hipertrofia del ventrículo izquierdo) mediante un ecocardiograma, y se determinaron la microalbuminuria y la función renal (creatinina y aclaramiento de creatinina estimado por la fórmula de Cockcroft-Gault). Es interesante destacar que entre los pacientes que presentaban lesión de órgano diana cardiaca, renal o ambas, también había afectación cerebral en un 58 % de los casos. Por otra parte, un 35 % de los pacientes que presentaban lesión cerebral silente no tenían lesión de órgano diana cardiaca ni renal.[31] Al analizar como variables continuas la afectación cardiaca (índice de masa del ventrículo izquierdo) y renal (microalbuminuria), se observó una asociación con la existencia de lesión cerebral silente, pero sólo se alcanzaba la significación estadística en el caso de la lesión de órgano diana cardiaca.[31]

En espera de que la RM cerebral sea una herramienta más utilizada y con más disponibilidad, la existencia de una lesión de órgano diana en otro lugar, en especial la hipertrofia del ventrículo izquierdo, ayuda en la definición de los pacientes hipertensos con riesgo de presentar una lesión cerebral silente, como ya se ha comentado.

Bibliografía

1. Stamler J, Stamler R, Neaton JD. Blood pressure, systolic and dyastolic, and cardiovascular risks. Arch Intern Med. 1993; 153: 598-615.
2. Banegas JR, Rodríguez-Artalejo F, Ruilope LM, Graciani A, Luque M, De la Cruz-Troca JJ, *et al*. Hypertension magnitude and management in the elderly population of Spain. J Hypertens. 2002; 20: 2157-64.
3. Veglio F, Paglieri C, Rabbia F, Bisbocci D, Bergui M, Cerrato P. Hypertension and cerebrovascular damage. Atherosclerosis. 2009; 205; 331-41.
4. Domanski MJ, Davis BR, Pfeffer MA, Kastantin M, Mitchell GF. Isolated systolic hypertension. Prognostic information provided by pulse pressure. Hypertension. 1999; 34: 375-80.
5. Laurent S, Katsahian S, Fassot C, Tropeano AI, Gautier I, Laloux B, *et al*. Aortic stiffness is an independent predictor of fatal stroke in essential hypertension. Stroke. 2003; 34: 1203-6.
6. Kim CK, Lee SH, Kim BJ, Ryu WS, Yoon BW. Age-independent association of pulse pressure with cerebral white matter lesions in asymptomatic elderly individuals. J Hypertens. 2011; 29: 325-9.
7. Powers WJ, Grubb RL Jr, Darriet D, Raichle ME. Cerebral blood flow and cerebral metabolic rate of oxygen requirements for cerebral function and viability in humans. J Cereb Blood Flow Metab. 1985; 5: 600-8.
8. Postiglione A, Bobkiewicz T, Vinholdt-Pedersen E, Lassen NA, Paulson OB, Barry DI. Cerebrovascular effects of angiotensin converting-enzyme inhibition involve large artery dilation in rats. Stroke. 1991; 22: 1363-8.
9. Strandgaard S, Paulson OB. Cerebral blood flow and its pathophysiology in hypertension. Am J Hypertens. 1989; 2: 486-92.
10. Sugimori H, Ibayashi S, Irie K, Ooboshi H, Nagao T, Fujii K, *et al*. Cerebral hemodynamics in hypertensive patients compared with normotensive volunteers. A transcranial doppler study. Stroke. 1994; 25: 1384-9.
11. Cho SJ, Sohn YH, Kim JS. Blood flow velocity changes in the middle cerebral artery as an index of the chronicity of hypertension. J Neurol Sci. 1997; 150: 77-80.
12. Sierra C, De la Sierra A, Chamorro A, Larrousse M, Domenech M, Coca A. Cerebral hemodynamics and silent cerebral white matter lesions in middle-aged essential hypertensive patients. Blood Press. 2004; 13: 304-9.
13. Bondjers G, Glukhova M, Hansson GK, Postnov YV, Reidy MA, Schwartz SM. Hypertension and atherosclerosis. Cause and effect, or two effects with one unknown cause? Circulation. 1991; 84: VI-2-VI-16.
14. Maeda H, Matsumoto M, Handa N, Hougaku H, Ogawa S, Itoh T, *et al*. Reactivity of cerebral blood flow velocity to carbon dioxide in hypertensive patients: a transcranial

doppler method. J Hypertens. 1994; 12: 191-7.

15. Chrissobolis S, Faraci FM. The role of oxidative stress and NADPH oxidase in cerebrovascular disease. Trends Mol Med. 2008; 14: 495-501.

16. Farrall AJ, Wardlaw JM. Blood-brain barrier: ageing and microvascular disease –systematic review and meta-analysis. Neurobiol Aging. 2009; 30: 337-52.

17. Chen RL, Balami JS, Esiri MM, Chen LK, Buchan AM. Ischemic stroke in the elderly: an overview of evidence. Nat Rev Neurol. 2010; 6: 256-65.

18. Stoquart-ElSankari S, Baledent O, Gondry-Jouet C, Makki M, Godefroy O, Meyer ME. Aging effects on cerebral blood and cerebrospinal fluid flows. J Cereb Blood Flow Metab. 2007; 27: 1563-72.

19. Martínez-Vila E, Irimia P. Hipertensión arterial y enfermedad cerebrovascular. En: Díez J, Coca A, editores. Enfermedad vascular e hipertensión arterial. Madrid; Harcourt Brace; 1997. p. 231-44.

20. Van Swieten JC, van den Hout JH, van Ketel BA, Hijdra A, Wokke JH, van Gijn J. Periventricular lesions in the white matter on magnetic resonance imaging in the elderly: a morphometric correlation with arteriolosclerosis and dilated perivascular spaces. Brain. 1991; 114: 761-74.

21. Henskens L, Kroon A, van Oostenbrugge RJ, Gronenschild E, Fuss-Lejeune M, Hofman P, *et al.* Increased aortic pulse wave velocity is associated with silent cerebral small-vesssel disease in hypertensive patients. Hypertension. 2008; 52: 1120-6.

22. Manolio TA, Burke GL, O'Leary DH, Evans G, Beauchamp N, Knepper L, *et al.*, for the CHS Collaborative Research Group. Relationships of cerebral MRI findings to ultrasonographic carotid atherosclerosis in older adults. The Cardiovascular Health Study. Arterioscler Thromb Vasc Biol. 1999; 19: 356-65.

23. Duprez DA, de Buyzere ML, van den Noortgate N, Simoens J, Achten E, Clement DL, *et al.* Relationship between periventricular or deep white matter lesions and arterial elasticity indices in very old people. Age Ageing. 2001; 30: 325-30.

24. Markus HS, Hunt B, Palmer K, Enzinger C, Schmidt H, Schmidt R. Markers of endothelial and hemostatic activation and progression of cerebral white matter hyperintensities: longitudinal results of the Austrian Stroke Prevention Study. Stroke. 2005; 36: 1410-4.

25. Van Dijk EJ, Prins ND, Vermeer SE, Vrooman HA, Hofman A, Koudstaal PJ, *et al.* C-reactive protein and cerebral small-vessel disease: the Rotterdam Scan Study. Circulation. 2005; 112: 900-5.

26. Sierra C, Coca A, Schiffrin EL. Vascular mechanisms in the pathogenesis of stroke. Curr Hypertens Rep. 2011; 13: 200-7.

27. Pantoni L, García JH. The significance of cerebral white matter abnormalities 100 years after Binswanger's report. A review. Stroke. 1995; 26: 1293-301.

28. Shimada K, Kawamoto A, Matsubayashi K, Ozawa T. Silent cerebrovascular disease in the elderly. Correlation with ambulatory pressure. Hypertension. 1990; 16: 692-9.

29. Kario K, Matsuo T, Kobayashi H, Imiya M, Matsuo M, Shimada K. Nocturnal fall of blood pressure and silent cerebrovascular damage in elderly hypertensive patients. Advanced silent cerebrovascular damage in extreme dippers. Hypertension. 1996; 27: 130-5.

30. Mancia G, Laurent S, Agabiti-Rosei E, Ambrosioni E, Burnier M, Caulfield MJ, *et al.* Reappraisal of European guidelines on hypertension management: a European Society of Hypertension Task Force document. J Hypertens. 2009; 27: 2121-57.

31. Henskens L, van Oostenbrugge R, Kroon A, Hofman P, Lodder J, de Leeuw P. Detection of silent cerebrovascular disease refines risk stratification of hypertensive patients. J Hypertens. 2009; 27: 846-53.

Capítulo 2

Epidemiología del infarto silente, el ictus lacunar y la demencia asociada

P. Delgado

Institut de Recerca Vall d'Hebron
Laboratorio de Enfermedades Neurovasculares
Hospital Vall d'Hebron
Universitat Autònoma de Barcelona
Barcelona

Correspondencia:
Dra. Pilar Delgado Martínez
pilar.delgado@vhir.org

1   Ictus lacunar

1.1   Definición clínica de ictus lacunar

El infarto cerebral de tipo lacunar es un infarto isquémico de tamaño no superior a los 15 mm de diámetro máximo, que se produce en el territorio de distribución de una arteria perforante. También es conocido como infarto profundo de pequeño tamaño o por afectación de pequeño vaso (del inglés *small vessel disease).* Las arterias perforantes tienen un diámetro de entre 100 y 400 µm, se originan directamente de las arterias principales y no tienen colaterales ni anastomosis terminales. Irrigan territorios profundos y próximos a la línea media del cerebro y del tronco encefálico, y se distinguen varios tipos: lenticuloestriadas (ramas de las arterias cerebral anterior y media), talamoperforantes (ramas de la arteria cerebral posterior) y paramedianas del tronco cerebral (ramas de la arteria basilar). Las lenticuloestriadas deben diferenciarse de las arterias perforantes superficiales, o arterias medulares de la sustancia blanca, que se originan en ramas corticales de la arteria cerebral media e irrigan el centro semioval.[1]

El concepto de «síndrome lacunar» se utiliza en la práctica clínica para hacer referencia a aquellos ictus que en su mayor parte (aunque no siempre) tienen como sustrato un infarto lacunar. Los síndromes lacunares clásicos son la hemiplejia motora pura, el síndrome sensitivo puro, el síndrome sensitivomotor, el síndrome de hemiparesia atáxica y la disartria-mano torpe.

Para la clasificación clínica de un ictus de etiología lacunar pueden utilizarse varias aproximaciones. Una de las más antiguas y utilizadas es la escala de TOAST *(Trial of Org 10172 in Acute Stroke Treatment)*,[2] que define el ictus lacunar como aquel que sucede en pacientes que presentan un síndrome clínico lacunar clásico, sin evidencia de disfunción cortical y con una tomografía computarizada (TC) o una resonancia magnética (RM) cerebral sin lesiones, o con una lesión sintomática en el tronco del encéfalo o subcortical hemisférica de un diámetro máximo de 15 mm. La presencia de diabetes mellitus o hipertensión arterial apoya el diagnóstico, y no debería haber fuentes embólicas cardiacas ni demostrarse una estenosis de grandes vasos extracraneales superior al 50 % en el territorio arterial homolateral.

Recientemente se han desarrollado otros sistemas de clasificación, como el *Stop Stroke Study-TOAST* (SSS-TOAST),[3] que diferencian el diagnóstico entre evidente, probable o posible según los hallazgos en la neuroimagen y la intensidad con que se hayan descartado otras causas. El diagnóstico es evidente sólo cuando se demuestra por neuroimagen la presencia de un infarto agudo clínicamente causante de los síntomas, de menos de 20 mm de diámetro mayor, en el territorio de una arteria perforante, y en ausencia de cualquier patología en el origen de dicha arteria, como un ateroma focal, una disección, una vasculitis, etc. El diagnóstico será probable cuando además haya un antecedente de ataque isquémico transitorio con la clínica de un síndrome lacunar clásico en las dos últimas semanas, y será posible cuando el paciente presente una clínica de síndrome lacunar clásico en ausencia de una prueba de imagen que sea lo bastante sensible para demostrar pequeños infartos, o cuando no se ha realizado una investigación diagnóstica completa para descartar otros mecanismos.

1.2   *Diagnóstico patológico en el ictus lacunar*

Las definiciones anatomopatológicas clásicas de los infartos lacunares o lagunas se basan en las clasificaciones de Poirier *et al.*[4] y de Lammie *et al.*,[5] en las cuales una laguna de tipo 1a es una lesión cavitada rodeada de un halo de gliosis y una laguna de tipo 1b es una lesión parcialmente cavitada o no cavitada en absoluto.

A pesar de la claridad de estas definiciones clásicas, la realidad es que los estudios patológicos difieren enormemente en la terminología utilizada al referirse a los infartos lacunares, y es difícil tener una visión general de la frecuencia global de esta enfermedad. En una reciente revisión sistemática se encontraron 39 estudios patológicos, que contabilizaban un total de 4.110 lesiones.[6] Entre estos estudios, un 39 % se referían a infartos lacunares que habían sido sintomáticos, un 15 % asintomáticos demostrados por neuroimagen realizada *ante mortem,* y el resto eran hallazgos en estudios patológicos realizados por causas no neurológicas de muerte. En el caso de los sintomáticos, al ser el ictus lacunar una afección con escasa letalidad inmediata o temprana, el tiempo hasta el estudio patológico en muchos casos había sido muy prolongado. Probablemente por ello, las principales conclusiones de la revisión fueron que, aparte de la localización predominante en el núcleo caudado y el putamen, no se hallaron otras diferencias significativas entre los infartos lacunares sintomáticos y los asintomáticos, ni siquiera en su tamaño. Respecto a los cambios vasculares, el edema perivascular y el engrosamiento, la inflamación y la desintegración de la pared arteriolar fueron muy frecuentes, mientras que la oclusión arteriolar se encontró en raras ocasiones, contrariamente a lo que establece la definición más clásica y es posible que por el tiempo transcurrido entre el ictus y el estudio patológico.

1.3 *Prevalencia y factores de riesgo del ictus lacunar*

El ictus lacunar representa aproximadamente una cuarta parte de todos los ictus isquémicos.[7] En algunas razas, sin embargo, la prevalencia es mayor. Como ejemplo, el ictus lacunar es más frecuente que otros tipos de ictus en la raza negra (caribeños), en la que supone hasta un 40 % de los casos, respecto a la de blancos no hispánicos que muestran una prevalencia del 7 %. Los sujetos de raza afroamericana y los caribeños blancos tendrían una prevalencia intermedia, en torno al 25 %,[8] según un estudio realizado en una comunidad multiétnica. La prevalencia en los asiáticos es también muy superior a la encontrada en los países occidentales, alrededor de un 42 % según un estudio de base hospitalaria.[9]

Los factores de riesgo más importantes para presentar un ictus lacunar son la hipertensión arterial y la diabetes mellitus. Con menor frecuencia se han descrito

- Hipertensión arterial
- Diabetes mellitus
- Cardiopatías
- Otros factores de riesgo:

  - Tabaco
  - Alteraciones hematológicas (policitemia, anticuerpos antifosfolípido, anticoagulante lúpico)
  - Angiopatía amiloide
  - Vasculitis (poliarteritis nodosa, angeítis granulomatosa)
  - Enfermedades autoinmunitarias (lupus eritematoso sistémico)
  - Enfermedades infecciosas (sífilis, cisticercosis, borreliosis, sida)
  - Abuso de sustancias (cocaína, etc.)

Tabla 1. Factores de riesgo del infarto lacunar, en orden de importancia.

otros factores, como puede observarse en la tabla 1, donde se muestran algunos de ellos por orden de importancia.

2   Infartos cerebrales silentes

2.1   Definición

Tal como ya se ha comentado, el infarto lacunar puede constituir un hallazgo en estudios necrópsicos tras haberse producido la muerte por causas no neurológicas, y en personas que no han presentado con anterioridad síntomas atribuibles a un ictus.

Definimos los infartos silentes como aquellos que se detectan de forma casual al realizar una prueba de imagen cerebral en sujetos que no han presentado síntomas con anterioridad compatibles con un ictus. La terminología es variada, pero suelen llamarse silentes (en inglés *silent infarct*) o encubiertos (en inglés *covert infarct*), o simplemente infartos definidos por RM (en inglés *MRI-defined infarcts*), que es la exploración radiológica más sensible para su detección. Los infartos silentes suelen ser pequeñas lesiones isquémicas localizadas típicamente en la sustancia blanca o gris subcortical, en el territorio de irrigación de las arterias perforantes, aunque en ocasiones también pueden afectar al córtex cerebral.

Su detección ha ido en aumento con la instauración progresiva de las técnicas de neuroimagen cerebral, sobre todo de la RM, aunque también pueden diagnosticarse mediante TC. La RM tiene más sensibilidad para las lesiones de pequeño tamaño y para las localizadas en los ganglios de la base, pero no permite visualizar microinfartos corticales.

En general, tanto en la RM como en la TC se identifican infartos cavitados que tienen una intensidad de señal similar a la del líquido cefalorraquídeo, concordante en todas las secuencias (véase la figura 1). El diagnóstico diferencial principal ha de realizarse con los espacios perivasculares o de Virchow-Robin dilatados, que se asemejan en cuanto a las características de la señal que producen, aunque suelen ser de menor tamaño (< 3 mm de diámetro) y tener predilección por ciertas áreas cerebrales, como la parte inferior de los ganglios de la base (véase la figura 2). En algunos estudios se ha establecido también la presencia de un halo periférico hiperintenso de gliosis en las secuencias FLAIR *(Fluid Attenuation Inversion Recovery)* de la RM como criterio diagnóstico de infarto cerebral, pese a que alrededor de los espacios perivasculares dilatados puede observarse dicha señal compatible con una gliosis astrocitaria.[5]

El significado clínico de la dilatación de los espacios perivasculares todavía no está bien establecido, pero se cree que forman parte del espectro de la enfermedad de pequeño vaso cerebral.[10]

Es posible que futuros estudios más centrados en la forma de las lesiones que en su tamaño, utilizando RM con una mayor resolución e imágenes tridimensionales, ayuden a diferenciar entre ambos tipos de lesiones.[11]

En la mayoría de los estudios de prevalencia de los infartos cerebrales silentes, pero no en todos, el diámetro máximo de las lesiones a considerar se ha fijado en 15 a 20 mm (como definición de infarto lacunar), y se han excluido los infartos mayores y corticales.

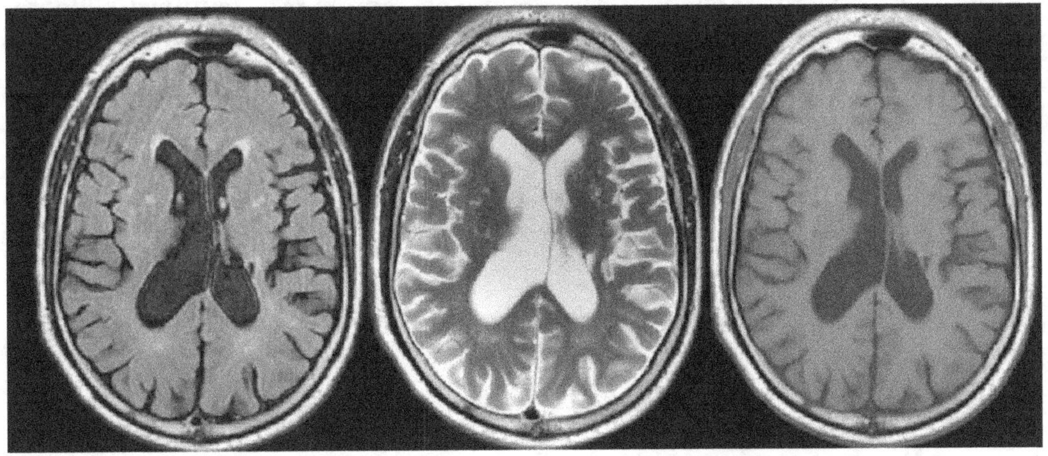

Figura 1. Infarto crónico paraventricular izquierdo, visible con una señal
similar a la del líquido cefalorraquídeo en las tres secuencias de RM.

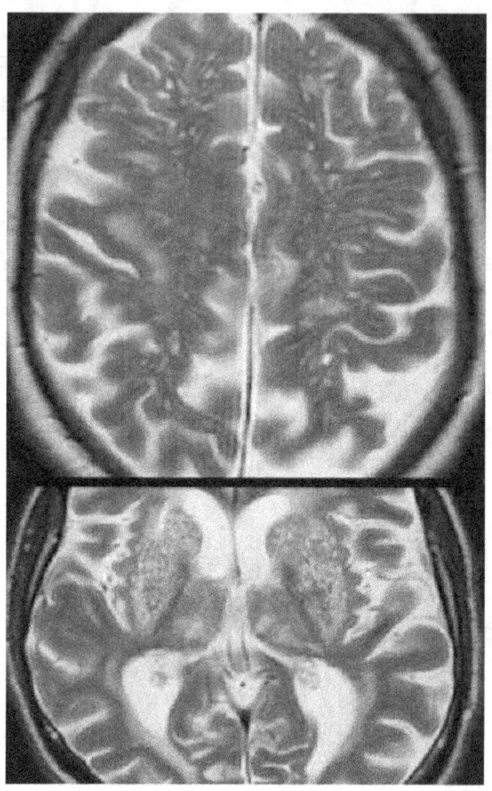

Figura 2. Espacios perivasculares dilatados
en el centro semioval y los ganglios basales.

Todos estos factores relativos a la definición radiológica del infarto silente, junto a otros dependientes de las características técnicas o de los parámetros de la RM cerebral (campo magnético utilizado, grosor de los cortes, resolución, etc.), han podido influir en la prevalencia de los infartos cerebrales silentes reportada por los diferentes estudios, así como en la comparabilidad de las poblaciones estudiadas, según datos de dos recientes revisiones sistemáticas.[12,13]

2.2 *Prevalencia e incidencia de los infartos cerebrales silentes*

2.2.1 *Prevalencia e incidencia en la población general*

La prevalencia de los infartos cerebrales silentes se estima, en la población general, entre un 8 % y un 28 %, para las edades comprendidas entre los 50 y los 94 años.[13]

Para edades más tempranas (entre los 30 y los 49 años de edad), sólo tenemos datos del Offspring Framingham Cohort Study, que indica una prevalencia algo superior al 6% en ambos sexos.[14]

Los datos de prevalencia en estudios de base poblacional, como las cohortes de Framingham, Rotterdam, ARIC *(Atherosclerosis Risk In Communities)*, Cardiovascular Health Study, etc., reflejan en conjunto una situación en la cual la carga silente de enfermedad vascular cerebral es muy superior a la que puede establecerse clínicamente.

Respecto a la nueva aparición de infartos cerebrales silentes, o incidencia, ésta se sitúa entre un 2% y un 3% anual, lo que supone (al igual que sucede con la prevalencia) una incidencia cinco veces superior a la de presentar un ictus en la población general. La edad y el tener un infarto silente previo son los factores más relacionados con la aparición de un nuevo infarto silente.[13]

Así, según un estudio realizado con los datos obtenidos por dos de estas cohortes estadounidenses (ARIC y *Cardiovascular Health Study)*, la incidencia anual de infartos cerebrales silentes por 100.000 años-personas en el estrato de edad entre los 30 y los 39 años sería de 1.600, y se incrementaría a 16.400 en los de 75 a 79 años de edad.[15] Estos datos, imputados a la población estadounidense en 1998, suponen que de los más de once millones de personas que presentaron un ictus ese año, aproximadamente en 770.000 fue sintomático, mientras que en los restantes fueron infartos silentes.

Cifras similares, aunque algo menores, se han descrito en estudios que sólo han tenido en cuenta los infartos lacunares, como el publicado por Chen *et al.,*[16] en el cual se halló una prevalencia de infartos lacunares silentes de casi el 8% en un estudio comunitario con participantes de 60 a 64 años de edad.

2.2.2　*Prevalencia en grupos seleccionados*

Las cifras de prevalencia de infartos silentes aumentan cuando los participantes están seleccionados por algún factor de riesgo (como hipertensión arterial, enfermedad renal crónica, diabetes mellitus, etc.), y en los pacientes que ya tienen antecedentes de ictus.[13]

En este sentido, uno de los estudios que ha incluido un mayor número de pacientes con un ictus reciente no cardioembólico ha sido el ensayo clínico PROFESS *(Prevention Regimen for Effectively avoiding Second Strokes)*, en el cual se detectaron en la primera evaluación hasta un 20,4% de infartos silentes en la neuroimagen inicial de los 1.024 pacientes que participaron.[17] Probablemente esta prevalencia sería aún mayor si se hubieran incluido pacientes con un ictus cardioembólico reciente.

2.3   Factores de riesgo

La mayoría de los factores de riesgo para presentar ictus silentes coinciden con los clásicamente descritos para el ictus lacunar. Sin embargo, en algunos casos hay cierta discrepancia entre estudios que han mostrado, para los mismos factores, asociaciones tanto positivas como negativas, y es muy posible que haya otros factores que todavía no han sido descubiertos.

Los factores de riesgo más importantes para presentar infartos silentes son la edad y la hipertensión arterial. Respecto a la edad, la prevalencia de los infartos silentes aumenta de forma gradual conforme envejecemos, pasando de un 6% entre los 30 y los 49 años a un 43% entre los 85 y los 94 años de edad. El antecedente de hipertensión arterial duplicaría el riesgo de presentar infartos silentes, con independencia de otros factores de riesgo vascular.[13]

Otros factores descritos en la literatura concordantes son el tabaquismo, la fibrilación auricular y la enfermedad carotídea.[14,18,19]

Recientemente se ha indicado que el estilo de vida, y en concreto la práctica de actividad física intensa, es un factor protector para la aparición de infartos silentes.[20]

2.4   Consecuencias de los infartos silentes

Además de constituir una verdadera epidemia, los infartos cerebrales silentes tienen consecuencias cognitivas que se comentarán más adelante en este capítulo, y pueden asociarse a síntomas y signos neurológicos sutiles.

En la mayoría de los casos, al principio la clínica neurológica pasa desapercibida tanto para los pacientes como para los médicos, y consiste básicamente en ligeros déficit del campo visual o de la habilidad motora de los miembros.[13]

Sin embargo, hay otras consecuencias más dramáticas de los infartos silentes, ya que se asocian a un mayor riesgo de presentar un ictus futuro. Esto se ha estudiado fundamentalmente en dos cohortes de base poblacional con seguimiento prospectivo: el estudio de Rotterdam *(Rotterdam Scan Study)* y el *Cardiovascular Health Study.*[21, 22]

En el *Cardiovascular Health Study,* 3.324 personas sin antecedentes de ictus fueron seguidas un tiempo medio de 4 años, tras el cual la incidencia de ictus fue de 18,7 por 1.000 años-personas en los que tenían infartos silentes al inicio (28 %), y de 9,5 por 1.000 años-personas en los que no (72 %). El riesgo de sufrir un ictus aumentó proporcionalmente con el número de infartos silentes, con las cifras de presión arterial sistólica y diastólica, y con los antecedentes de fibrilación auricular y el mayor grosor de la pared carotídea.[21]

En el *Rotterdam Scan Study,* en el cual se estudiaron 1.077 participantes durante una media de 4,2 años de seguimiento, el riesgo de ictus fue incluso superior, cercano a cuatro veces para los pacientes que tenían infartos silentes al inicio respecto a aquellos que no los tenían, y una vez ajustado por todos los factores de riesgo vascular.[22]

2.5 *Evolución por la imagen del infarto lacunar agudo: lesiones no cavitadas*

Tal como ya se ha comentado, la mayoría de los estudios destinados a conocer la prevalencia de los infartos cerebrales silentes se han realizado en amplias cohortes, en las cuales se investigaban los cambios cerebrales asociados a la edad, y en su mayor parte la definición de infarto se ha basado en la demostración de lesiones cavitadas. Cuando los infartos agudos no se cavitan o lo hacen sólo parcialmente, su aspecto radiológico es similar al de las lesiones de la sustancia blanca o leucoaraiosis. Sin embargo, hasta no hace mucho desconocíamos cuántos infartos lacunares sintomáticos evolucionan hacia la cavitación. Potter *et al.*[23] realizaron un estudio en 90 pacientes que habían sufrido un ictus lacunar agudo, y tras un seguimiento radiológico meses después hallaron que sólo un 28 % de todos los infartos lacunares experimentan algún tipo de cavitación (parcial), mientras que en una quinta parte la cavitación es completa y aumenta con el tiempo entre el ictus y la neuroimagen de control.

Otros estudios han confirmado que no hay cavitación hasta en un tercio de los casos de infarto lacunar agudo.[24] Posiblemente, la diferencia entre los dos estudios en la proporción de lesiones que no se cavitan esté en relación con la metodología empleada (en el segundo estudio sólo se incluyeron pacientes con demostración de un infarto lacunar agudo por RM, mientras que en el primero se estudiaron pacientes con clínica típica y una RM cerebral negativa, siempre y cuando pudiera excluirse la presencia de un infarto cortical).

Por lo tanto, los estudios epidemiológicos que han determinado la prevalencia de los infartos silentes basándose únicamente en las lesiones cavitadas podrían haber infraestimado, entre tres y cinco veces, el verdadero impacto de la enfermedad vascular cerebral silente.

Además de infraestimar la prevalencia, el hecho de que los infartos puedan tener una evolución radiológica diferencial podría explicar la gran heterogeneidad que se observa en la expresión clínica de los hallazgos radiológicos propios de la enfermedad de pequeño vaso.

3 Demencia asociada al ictus lacunar y al infarto silente

Debemos destacar en primer lugar que el deterioro cognitivo asociado con los infartos lacunares, tanto sintomáticos como silentes, es muy importante.

El pronóstico en cuanto al deterioro de las funciones cognitivas tras un infarto lacunar agudo es bueno cuando se trata del primer ictus que el paciente presenta, y en ausencia de infartos silentes previos y de leucoaraiosis. Estos dos últimos factores determinan un peor pronóstico en cuanto a las funciones cognitivas: presentan demencia un 5 % de los pacientes un año después de sufrir el ictus lacunar, un 11 % a los tres años y un 23 % en los cuatro años siguientes. Los factores asociados al riesgo de desarrollar una demencia son el grado de atrofia cerebral y que se trate de un ictus recurrente.[25]

Respecto a los infartos lacunares silentes, el estudio de Rotterdam mostró que la presencia de infartos cerebrales silentes multiplica por dos el riesgo de desarrollar una demencia, incluyendo enfermedad de Alzheimer.[26] Otros estudios de base poblacional, como el *Cardiovascular Health Study*,[27] con más de 3.300 participantes y con un seguimiento medio superior a cinco años, describió que un 44 % de los casos en que se diagnosticó una demencia incidente podían clasificarse como posible o probable demencia vascular según los criterios ADDTC (*modified State of California Alzheimer's Disease Diagnostic and Treatment Centers*). Los principales determinantes asociados al riesgo de aparición de demencia vascular fueron, además del número de infartos en la RM realizada al inicio del estudio, la edad, la puntuación en el *MiniMental Status Examination*, el grado de lesión de la sustancia blanca, el tamaño ventricular y los antecedentes de haber tenido ictus.

Como ya se ha comentado, los infartos cerebrales silentes se consideran un sustrato patológico importante de la demencia vascular, pero también están asociados a riesgo de padecer enfermedad de Alzheimer. Los mecanismos que subyacen a estas asociaciones no están suficientemente aclarados, pero además de los efectos producidos por las propias lesiones cerebrales, de algún modo está aumentada la producción de placas seniles y de ovillos neurofibrilares. Por otro lado, algunos estudios histopatológicos han mostrado que los pacientes que presentan infartos cerebrales requieren menor número de placas y ovillos para alcanzar un diagnóstico clínico de enfermedad de Alzheimer.

También un trabajo reciente ha mostrado que la presencia de infartos cerebrales se asocia a volúmenes hipocampales más pequeños y a peores resultados en memoria y otras esferas cognitivas, de forma independiente del volumen hipocampal.[28]

No sólo la presencia de infartos lacunares, sino también su nueva aparición en pacientes asintomáticos de edad avanzada, contribuye de manera modesta al desarrollo de deterioro cognitivo, produciendo en particular disfunción ejecutiva y alteraciones del control motor.[29]

Recientemente se ha señalado la importancia que podrían tener en la cognición otro tipo de lesiones cerebrales denominadas microinfartos, que resultan invisibles en las secuencias convencionales de RM cerebral (excepto en algunas secuencias de difusión), pero no en los análisis microscópicos del cerebro y en la RM de alta resolución. Estos microinfartos son aún más numerosos que los infartos lacunares silentes que hemos descrito en este capítulo, se asocian también a la enfermedad de pequeño vaso y están ampliamente distribuidos por el cerebro, por lo que su implicación en el deterioro cognitivo deberá estudiarse con más detenimiento en el futuro.[30]

Algo similar sucederá con otro tipo de cambios patológicos asociados a la enfermedad de pequeño vaso, pero invisibles por RM cerebral convencional, como la «sustancia blanca de apariencia normal» (NAWM, *normal appearing white matter*), que patológicamente se corresponde con cambios ligeros en el tejido con una ligera menor densidad de mielina, activación endotelial, y conservando la red axonal y la densidad glial, pero con menos densidad de vasos aferentes.[31]

En resumen, dada la importancia de la contribución de las lesiones vasculares cerebrales en las demencias, es de suma relevancia la identificación y el control de los factores de riesgo vascular en la prevención de las demencias, no sólo de la vascular sino también de otras demencias degenerativas, como la enfermedad de Alzheimer.

Bibliografía

1. Martí-Vilalta JL, Arboix A, Martí-Fabregas J. Infartos lacunares. En: Martí-Vilalta JL, editor. Enfermedades vasculares cerebrales. 2.ª ed. Barcelona: Prous Science; 2004. p. 299-309.
2. Adams HP Jr., Bendixen BH, Kappelle LJ, Biller J, Love BB, Gordon DL, *et al.* Classification of subtype of acute ischemic stroke. Definitions for use in a multicenter clinical trial. TOAST. Trial of Org 10172 in Acute Stroke Treatment. Stroke. 1993; 24: 35-41.
3. Ay H, Furie KL, Singhal A, Smith WS, Sorensen AG, Koroshetz WJ. An evidence-based causative classification system for acute ischemic stroke. Ann Neurol. 2005; 58: 688-97.
4. Poirier J, Derouesne C. Cerebral lacunae. A proposed new classification. Clin Neuropathol. 1984; 3: 266.
5. Lammie GA, Brannan F, Wardlaw JM. Incomplete lacunar infarction (type Ib lacunes). Acta Neuropathol. 1998; 96: 163-71.
6. Bailey EL, Smith C, Sudlow CL, Wardlaw JM. Pathology of lacunar ischaemic stroke in humans - a systematic review. Brain Pathol. 2012; accepted article. doi: 10.1111/j.1750-3639.2012.00575.x
7. Arboix A. Lacunar infarct and cognitive decline. Expert Rev Neurother. 2011; 11: 1251-4.
8. Koch S, Gupta R, McClendon MS, Romano JG. Racial-ethnic differences in lacunar infarction in a multiethnic stroke population. J Stroke Cerebrovasc Dis. 2011; accepted article. [Epub ahead of print.]
9. Wu B, Lin S, Hao Z, Yang J, Xu Y, Wu L, *et al.* Proportion, risk factors and outcome of lacunar infarction: a hospital-based study in a Chinese population. Cerebrovasc Dis. 2010; 29: 181-7.
10. Doubal FN, MacLullich AM, Ferguson KJ, Dennis MS, Wardlaw JM. Enlarged perivascular spaces on MRI are a feature of cerebral small vessel disease. Stroke. 2010; 41: 450-4.
11. Zhu YC, Dufouil C, Mazoyer B, Soumare A, Ricolfi F, Tzourio C, *et al.* Frequency and location of dilated Virchow-Robin spaces in elderly people: a population-based 3D MR imaging study. Am J Neuroradiol. 2011; 32: 709-13.
12. Zhu YC, Dufouil C, Tzourio C, Chabriat H. Silent brain infarcts: a review of MRI diagnostic criteria. Stroke. 2011; 42: 1140-5.
13. Vermeer SE, Longstreth WT, Jr., Koudstaal PJ. Silent brain infarcts: a systematic review. Lancet Neurol. 2007; 6: 611-9.
14. Das RR, Seshadri S, Beiser AS, Kelly-Hayes M, Au R, Himali JJ, *et al.* Prevalence and correlates of silent cerebral infarcts in the Framingham offspring study. Stroke. 2008; 39: 2929-35.
15. Leary MC, Saver JL. Annual incidence of first silent stroke in the United States: a preliminary estimate. Cerebrovasc Dis. 2003; 16: 280-5.
16. Chen X, Wen W, Anstey KJ, Sachdev PS. Prevalence, incidence, and risk factors of lacunar infarcts in a community sample. Neurology. 2009; 73: 266-72.
17. Weber R, Weimar C, Wanke I, Moller-Hartmann C, Gizewski ER, Blatchford J, *et al.* Risk of recurrent stroke in patients with silent brain infarction in the Prevention Regimen for Effectively Avoiding Second Strokes (PRoFESS) Imaging Substudy. Stroke. 2012; 43: 350-5.
18. Howard G, Wagenknecht LE, Cai J, Cooper L, Kraut MA, Toole JF. Cigarette smoking and other risk factors for silent cerebral infarction in the general population. Stroke. 1998; 29: 913-7.
19. Longstreth WT, Jr., Dulberg C, Manolio TA, Lewis MR, Beauchamp NJ Jr, O'Leary D, *et al.* Incidence, manifestations, and predictors of brain infarcts defined by serial cranial magnetic resonance imaging in the elderly: the Cardiovascular Health Study. Stroke. 2002; 33: 2376-82.
20. Willey JZ, Moon YP, Paik MC, Yoshita M, DeCarli C, Sacco RL, *et al.* Lower prevalence of silent brain infarcts in the physically active: the Northern Manhattan Study. Neurology. 2011; 76: 2112-8.
21. Bernick C, Kuller L, Dulberg C, Longstreth WT, Manolio T, Beauchamp N, *et al.* Silent

MRI infarcts and the risk of future stroke: the cardiovascular health study. Neurology. 2001; 57: 1222-9.

22. Vermeer SE, Hollander M, van Dijk EJ, Hofman A, Koudstaal PJ, Breteler MM. Silent brain infarcts and white matter lesions increase stroke risk in the general population: the Rotterdam Scan Study. Stroke. 2003; 34: 1126-9.

23. Potter GM, Doubal FN, Jackson CA, Chappell FM, Sudlow CL, Dennis MS, *et al.* Counting cavitating lacunes underestimates the burden of lacunar infarction. Stroke. 2010; 41: 267-72.

24. Koch S, McClendon MS, Bhatia R. Imaging evolution of acute lacunar infarction: leukoariosis or lacune? Neurology. 2011; 77: 1091-5.

25. Loeb C, Gandolfo C, Croce R, Conti M. Dementia associated with lacunar infarction. Stroke. 1992; 23: 1225-9.

26. Vermeer SE, Prins ND, den HT, Hofman A, Koudstaal PJ, Breteler MM. Silent brain infarcts and the risk of dementia and cognitive decline. N Engl J Med. 2003; 348: 1215-22.

27. Kuller LH, Lopez OL, Jagust WJ, Becker JT, DeKosky ST, Lyketsos C, *et al.* Determinants of vascular dementia in the Cardiovascular Health Cognition Study. Neurology. 2005; 64: 1548-52.

28. Blum S, Luchsinger JA, Manly JJ, Schupf N, Stern Y, Brown TR, *et al.* Memory after silent stroke: hippocampus and infarcts both matter. Neurology. 2012; 78: 38-46.

29. Jokinen H, Gouw AA, Madureira S, Ylikoski R, van Straaten Ec, van der Flier WM, *et al.* Incident lacunes influence cognitive decline: the LADIS study. Neurology. 2011; 76: 1872-8.

30. Smith EE, Schneider JA, Wardlaw JM, Greenberg SM. Cerebral microinfarcts: the invisible lesions. Lancet Neurol. 2012; 11: 272-82.

31. Gouw AA, Seewann A, van der Flier WM, Barkhof F, Rozemuller AM, Scheltens P, *et al.* Heterogeneity of small vessel disease: a systematic review of MRI and histopathology correlations. J Neurol Neurosurg Psychiatry. 2011; 82: 126-35.

Capítulo 3

Factores de riesgo, clínica y pronóstico del ictus lacunar

A. Arboix,[1] M. Grau-Olivares,[1] J.L. Martí-Vilalta[2]

[1] Unidad de Enfermedades Vasculares Cerebrales
Servicio de Neurología
Capio Hospital Universitari del Sagrat Cor
Universitat de Barcelona
Barcelona

[2] Unidad de Enfermedades Vasculares Cerebrales
Servicio de Neurología
Hospital de la Santa Creu i Sant Pau
Universitat Autònoma de Barcelona
Barcelona

Correspondencia:
Dr. Adrià Arboix Damunt
arboix@hscor.com

Introducción

De todas las enfermedades de pequeño vaso resultado de angiopatías cerebrales que afectan la microcirculación, la más frecuente son los infartos lacunares o lagunas cerebrales.[1] Los cambios en la sustancia blanca cerebral (leucoencefalopatía o leucoaraioisis) son comunes en los pacientes con lagunas. La asociación de infartos lacunares con cambios en la sustancia blanca cerebral apoyan el concepto de que la enfermedad de pequeño vaso constituye el mecanismo subyacente de ambas condiciones. Las microhemorragias clínicamente silentes visualizadas en la resonancia magnética (RM) cerebral en secuencias de gradiente eco serían otra manifestación neurorradiológica de la enfermedad de pequeño vaso.

La microangiopatía cerebral representa una parte importante de los ictus isquémicos y menos de los hemorrágicos, y también ocasiona deterioro cognitivo y demencia.[1] El 20% al 30% de los accidentes vasculares cerebrales se deben a la enfermedad cerebral de pequeño vaso, principalmente debida a los infartos lacunares.[2-4]

1   Infarto lacunar

El infarto cerebral de tipo lacunar es un infarto isquémico, de tamaño no superior a 20 mm, localizado en el territorio de distribución de una arteriola perforante cerebral, que da lugar a uno de los cinco síndromes clínicos lacunares habituales: hemiparesia motora pura, síndrome sensitivo puro, síndrome sensitivo motor, disartria-mano torpe y hemiparesia atáxica.[1] En ocasiones se manifiesta como un síndrome lacunar no habitual o atípico. Los infartos lacunares suelen presentarse en pacientes con hipertensión arterial, diabetes mellitus o ambas.[5]

El concepto de síndrome lacunar ha sido introducido en la práctica clínica para referirse a aquellos cuadros que, la mayoría de las veces, están ocasionados por un infarto cerebral de tipo lacunar.

Las arterias cuya alteración da lugar a infartos lacunares son arteriolas profundas o perforantes, de un diámetro de 100 a 400 micras, que se originan directamente en las arterias principales, carecen de ramas colaterales y de anastomosis terminales, e irrigan los territorios más profundos y próximos a la línea media de los hemisferios cerebrales y del tronco cerebral.[1,6]

Los infartos lacunares tienen una gran importancia en la práctica clínica diaria debido a su frecuencia de presentación; aproximadamente uno de cada cinco pacientes con isquemia cerebral tiene un infarto lacunar.[1,7,8] En el Barcelona Stroke Registry, 399 (11%) de los 3.577 pacientes con un ictus agudo presentaron un infarto lacunar.[3] En el Stroke Data Bank Project, 337 (27%) de los 1.273 pacientes diagnosticados con un infarto tuvieron un síndrome lacunar clásico o típico.[1]

2   Factores de riesgo y etiología

Analizaremos conjuntamente los factores de riesgo y la etiología[5,9-12] que están relacionados con la aparición de los infartos lacunares.

- *Edad:* la mayoría de los pacientes con un infarto lacunar tienen una edad comprendida entre los 55 y los 75 años. Al analizar su frecuencia de presentación en cuatro sugrupos de edad (85 años o más, entre 75 y 84 años, entre 65 y 74 años, y menos de 65 años), en una serie clínica se observó que los infartos lacunares son el subgrupo de infartos cerebrales más frecuentes en los pacientes menores de 65 años (29,6 %) y en el grupo de 65 a 74 años de edad (31,7 %). Su presentación en adultos menores de 45 años es infrecuente (el 8 % de una serie clínica de 227 casos).

- *Sexo:* en la mayoría de los estudios, la incidencia del infarto lacunar es mayor en el sexo masculino, con independencia de la edad.[1]

- *Hipertensión arterial:* la hipertensión arterial (HTA) es simultáneamente un factor de riesgo (de la arteriosclerosis) y una causa (de la lipohialinosis) de los infartos lacunares. Fue considerada por Fisher[7] como causa específica de los infartos lacunares, que la observó en el 97 % de los casos. La HTA es un importante factor de riesgo independiente para los ictus en general, y es el principal factor de riesgo para los infartos lacunares, puesto que la prevalencia de la HTA es mayor en éstos (> 70 %) que en los otros subtipos de ictus isquémicos. Asimismo, la presencia de infartos lacunares múltiples se asocia significativamente con la HTA, y ésta se relaciona también con la leucoaraiosis y con la existencia de infartos lacunares silentes, así como con la aparición de recurrencias y con un mayor riesgo de deterioro cognitivo en los pacientes con un infarto lacunar.[1]

- *Diabetes mellitus:* es un factor de riesgo y probablemente causa de algunos infartos lacunares, al igual que la HTA, aunque su incidencia es mucho más baja: entre el 11 % y el 29 % en diferentes series de la literatura. Sin embargo, la prevalencia de la diabetes mellitus también es mayor en los infartos lacunares que en los otros subtipos de ictus, por lo que se confirma como un factor de riesgo independiente para los infartos lacunares, principalmente cuando se presentan en forma de infartos lacunares múltiples. La diabetes comporta una peor recuperación funcional en los pacientes que presentan un ictus lacunar.[5]

- *Cardiopatía:* la cardiopatía isquémica es un factor de riesgo vascular cerebral y un indicador de arteriosclerosis generalizada, con una incidencia del 17 % al 39 % en diferentes series de la literatura.[1,9,10] En los pacientes mayores de 85 años se observa una mayor frecuencia de fibrilación auricular (28,2 %

frente a 8,7%; *odds ratio* [OR] = 3,77) y una menor prevalencia de HTA (61,5% frente a 77,3%; OR = 0,35) y de diabetes (7,7% frente a 28,4%; OR = 0,16), lo cual sugiere que la cardioembolia podría ser, en los infartos lacunares de este subgrupo de edad, una causa más frecuente que lo académicamente establecido. Sin embargo, la cardiopatía embolígena como única causa demostrable es muy infrecuente, y suele observarse sólo en el 4% de los infartos lacunares.[1]

- *Arterioesclerosis carotídea:* manifestada en forma de estenosis carotídea, con una reducción de la luz del vaso (superior al 50%), se ha demostrado en el 8% al 13% de los infartos lacunares. La estenosis carotídea es, sin duda, un indicador de arteriosclerosis generalizada, y puede intervenir como causa de los infartos cerebrales mediante un mecanismo embolígeno arteria-arteria. En un estudio clínico, el 8% de los pacientes con infartos lacunares presentaron claudicación intermitente. En el 15,4% de estos pacientes se observó una estenosis carotídea > 50%, en comparación con el 6,5% del resto de los pacientes, y constituyó un factor predictor independiente (OR = 3,17) asociado a los infartos lacunares con claudicación intermitente. En otro estudio, los antecedentes de diabetes (OR = 1,37) y de hiperlipidemia (OR = 1,33) se asociaron de forma independiente con los infartos lacunares en los pacientes con estenosis arterial carotídea.[1]

- *Ataques isquémicos transitorios (AIT):* los AIT se documentan en aproximadamente el 20% de los infartos lacunares. En comparación con los AIT asociados a vasos arteriales de gran calibre, los AIT lacunares presentan un mayor número de episodios, con una duración mayor, y una latencia más corta entre el primero y el último AIT y el infarto lacunar definitivo. Hay una correlación positiva entre el número de episodios y el volumen del infarto lacunar.[11]

- *Tabaco:* es un factor de riesgo de infarto lacunar con unos porcentajes de incidencia variables entre el 28% y el 68% de los casos. En dos estudios de casos y controles, el tabaquismo incrementó el riesgo de presentación de un infarto lacunar en 2,3 y 6,6 veces, respectivamente.[1]

- *Otros factores de riesgo:* estudios de casos y controles sugieren que la hipercolesterolemia, el consumo de alcohol, el hematócrito elevado y el uso de anticonceptivos orales no representan un factor de riesgo para los infartos lacunares. En un estudio clínico,[13] las concentraciones plasmáticas de homocisteína se asociaban, junto con la edad y un estilo sedentario de vida, con infartos cerebrales silentes. La mayoría de ellos eran < 10 mm y estaban localizados en la sustancia blanca subcortical o en los ganglios de la base. En otro estudio, las cifras totales de homocisteína plasmática se relacionaron con la presencia de infartos lacunares.[1]

- *Infartos lacunares de causa inhabitual:* los infartos lacunares pueden estar producidos, en menos del 5 % de los casos, por otras causas, principalmente enfermedades hematológicas, infecciones o arteritis inflamatorias.[12] Las enfermedades hematológicas asociadas a infartos lacunares son la policitemia vera, la trombocitemia esencial y el síndrome del anticuerpo antifosfolipídico primario.[14] Otras causas inhabituales son la embolia de placa carotídea o asociada a estenosis grave de una arteriola perforante y la angiopatía amiloidea.[14] La arteritis infecciosa por neurolúes, neurocisticercosis, neuroborreliosis o sida se ha asociado también con la presencia de infartos lacunares. En pacientes con un primer ictus, la infección crónica por *Helicobacter pylori* detectada por la presencia de anticuerpos IgG se asociaba a un mayor riesgo de oclusión arterial de pequeño vaso cerebral. También la arteritis inflamatoria en el lupus eritematoso sistémico o en la angeítis granulomatosa y en la panarteritis nodosa se ha relacionado con los infartos lacunares, aunque en esta última enfermedad el infarto lacunar se debería más a una microangiopatía trombótica que a una vasculitis. El abuso de drogas, sobre todo la cocaína, y el pseudoxantoma elástico pueden ocasionar también infartos lacunares.[14]

3 Manifestaciones clínicas

Los infartos cerebrales de tipo lacunar pueden presentarse de tres formas:[1,14] *1)* asintomáticos, *2)* como episodios de isquemia cerebral transitoria, y *3)* en forma de déficit neurológico establecido manifestado como un síndrome clínico lacunar.

3.1 *Infartos lacunares asintomáticos*

Los infartos lacunares asintomáticos suelen observarse en pacientes hipertensos, habitualmente se deben a lipohialinosis y en general son múltiples. Constituyen la forma más frecuente de infarto lacunar. En el 52 % de nuestra serie anatomopatológica,[15] y en el 77 % de la serie de Fisher,[16] los infartos lacunares son clínicamente silentes. Asimismo, en los pacientes con un primer infarto lacunar, en la RM se observan infartos lacunares silentes en el 42 % de los casos. Ello podría explicarse por el pequeño tamaño de estos infartos y por su topografía, puesto que sólo dan síntomas clínicos cuando se lesionan las vías motoras o sensitivas elocuentes correspondientes.

3.2   *Isquemia cerebral transitoria*

Los infartos lacunares pueden manifestarse como un AIT, es decir, con un déficit neurológico focal de menos de 1 hora de duración.[14] Utilizando la definición antigua de AIT, que se refería a una resolución de la sintomatología en menos de 24 horas, los infartos lacunares pueden representar entre el 29 % y el 34 % de todos los AIT.

3.3   *Síndromes clínicos lacunares*

La forma característica de presentación sintomática de los infartos lacunares es como un déficit neurológico focal no transitorio en forma de síndrome clínico lacunar.[1] La focalidad neurológica, en relación al ritmo nictemeral, suele iniciarse durante el sueño nocturno en una tercera parte de los pacientes y en vigilia en el resto. Suele instaurarse de forma ictal en la tercera parte de los casos (33,5 %) y progresiva en los demás.

Clínicamente, los infartos lacunares presentan características comunes:[7,14] *a)* neurológicas (ausencia de déficit visual y oculomotor, buen nivel de consciencia, ausencia de convulsiones y de rasgos clínicos que localicen la lesión en el tronco del cerebro); *b)* neuropsicológicas (ausencia de afasia, apraxia, agnosia, negligencia, trastornos dismnésicos y deterioro de las funciones superiores), y *c)* clínicas generales (ausencia de vómitos y síntomas vegetativos).[1] La cefalea se observa en un 9 % a un 23 % de los casos y suele ser de poca intensidad.[14] La cefalea al inicio de la clínica fue más frecuente en los infartos lacunares localizados en la sustancia gris profunda cerebral o en el tronco que en las lesiones supratentoriales de la sustancia blanca.[17] En los infartos lacunares de la sustancia gris subcortical o del tronco, la recuperación del déficit neurológico fue menor cuando se presentaba cefalea.[17]

Los síndromes clínicos clásicamente producidos por infartos lacunares son, en orden decreciente de frecuencia, la hemiparesia motora pura, el síndrome sensitivo puro, el síndrome sensitivomotor, la hemiparesia atáxica y la disartria-mano torpe.[7,14] En líneas generales, ello coincide con los resultados de un estudio multicéntrico español efectuado en el año 1989 con la participación de 15 servicios de neurología, que analizó en total 1.194 enfermos con infartos lacunares.[8]

3.3.1   *Hemiparesia motora pura*[14,18,19]

Es el síndrome lacunar de más frecuente presentación (entre la mitad y dos terceras partes de la infartos lacunares, según las series) y representa el 12,7 % de los casos en una serie reciente[18] de ictus agudos y el 50 % de los síndromes lacunares. La topografía lesional más habitual es en el brazo posterior de la cápsula interna, en la corona radiata o en la base protuberancial. De forma excepcional se han descrito también en el mesencéfalo y en la pirámide bulbar. La hemiparesia motora pura fue el primer síndrome lacunar reconocido clínicamente. Consiste en la paresia o parálisis de un hemicuerpo, habitualmente completa (faciobraquiocrural), aunque a veces puede ser incompleta (faciobraquial o braquiocrural), proporcionada o no, en ausencia de déficit sensitivo o visual, de trastorno de la consciencia y de alteración de las funciones superiores. Sólo los déficit que afectan al brazo y la cara (distribución braquiofacial) o al brazo y la pierna (distribución braquiocrural) deberían ser aceptados como síndromes lacunares parciales, puesto que los déficit más restrictivos (por ejemplo, braquiales aislados) suelen ser de topografía cortical (véase la tabla 1). En un estudio reciente,[20] cuatro de 22 pacientes con una hemiparesia motora pura faciobraquial presentaron un infarto cortical no lacunar en el territorio superficial de la arteria cerebral media. La monoparesia excepcionalmente se debe a un infarto lacunar. Parece ser que los infartos lacunares localizados en la parte más posterior del brazo posterior de la cápsula interna producen un déficit motor de mayor predominio crural. La hemiparesia motora pura que no se debe a un infarto lacunar puede observarse en el 2 % al 15 % de los casos. Desde la descripción inicial de Fisher y Curry en 1965, varios artículos han descrito causas no vasculares que ocasionan una hemiparesia motora pura, incluyendo un absceso por *Nocardia* en el córtex motor, la isquemia y el edema poscraniotomía tras una intervención por un sangrado cerebral, la oclusión de la arteria carótida interna en la región cervical y el infarto cerebral cortical superficial o el infarto ventromedial pontino por propagación de una trombosis de una rama de la arteria basilar. También se han descrito algunos casos por hemorragia cerebral.[19]

Déficit motor	Hemiparesia motora pura (n = 128)
Cara, brazo, pierna	112 (76%)
Cara, brazo	6 (4%)
Brazo, pierna	16 (10%)
Cara	6 (4%)
Brazo	4 (3%)
Pierna	4 (3%)

Tabla 1. Distribución del déficit motor en pacientes con un infarto lacunar agudo causante de una hemiparesia motora pura incluidos en el registro de ictus del Hospital Universitari del Sagrat Cor, de Barcelona.[18]

De 222 pacientes consecutivos hospitalizados por una hemiparesia motora pura, se encontraron infartos lacunares en 189 (85%), mientras que en 23 (10,4%) se observaron infartos no lacunares (aterotrombóticos en doce, cardioembólicos en siete, de causa indeterminada en tres y un infarto de causa inusual) y en 10 (4,5%) síndromes lacunares hemorrágicos.[18]

3.3.2   *Síndrome sensitivo puro*[21]

Consiste en un trastorno sensitivo deficitario (hipoestesias) o irritativo (parestesias), o ambos, que puede ser global (afectando a la sensibilidad superficial y la profunda) o parcial (afectando sólo a una de ellas). Habitualmente presenta una distribución faciobraquiocrural, y es menos frecuente la forma queirooral (con afectación peribucal y de la mano homolateral) o queirooropodal (con afectación peribucal y de la mano y el pie homolaterales). El síndrome sensitivo completo se observó[21] en 80 de 99 pacientes, y la forma incompleta en 19 (queirooral en doce, queirooropodal en seis, oral aislada en uno). La topografía lesional habitual se sitúa en el núcleo ventroposterolateral talámico. Con menos frecuencia puede estar ocasionado por infartos lacunares que lesionan la vía sensitiva en el tronco cerebral o en las proyecciones talamocorticales. De 2.500 pacientes con ictus agudo incluidos en un registro[21] durante 12 años, estos 99 pacientes representaron el 4,7% de los ictus agudos, el 5,4% de los infartos cerebrales y el 17,4% de los síndromes lacunares (véase la tabla 2).

Datos	Número de pacientes	Porcentaje
Total pacientes	733	
Sexo masculino	423	57,7
Edad, años, media (DE)	74,1	10,2
Edad ≥ 85 años	110	15,0
Factores de riesgo cardiovascular		
Hipertensión arterial	525	71,6
Diabetes mellitus	218	29,7
Enfermedad cardiaca valvular	21	2,9
Cardiopatía isquémica	104	14,2
Fibrilación auricular	81	11,1
Insuficiencia cardiaca congestiva	24	3,3
Ataque isquémico transitorio	80	10,9
Infarto cerebral previo	117	16
Traumatismo craneal	6	0,8
Enfermedad arterial periférica	57	7,8
Obesidad	47	6,4
Abuso de alcohol (> 80 g/día)	21	2,9
Tabaquismo (> 20 cigarrillos/día)	86	11,7
Hiperlipidemia	166	22,6
Rasgos clínicos		
Inicio súbito	310	42,3
Cefalea	68	9,3
Crisis comiciales precoces	0	
Déficit motor	554	75,6
Déficit sensitivo	231	31,5
Trastorno del habla	311	42,4
Ataxia	50	6,8
Parálisis de pares craneales	21	2,9
Síndromes lacunares		
Hemiparesia motora pura	352	48
Síndrome sensitivo puro	127	17,4
Síndrome sensitivomotor	83	11,3
Disartria-mano torpe	59	8
Hemiparesia atáxica	24	3,3
Síndromes lacunares atípicos	88	12

Tabla 2. Análisis descriptivo de datos demográficos, factores de riesgo vascular cerebral, clínicos y sindrómicos, de pacientes con infartos lacunares.[22]

Los síndromes sensitivos puros no producidos por infartos lacunares se observan en el 0 % al 7 % de los casos,[23] y pueden deberse a infartos no lacunares, hemorragias cerebrales, esclerosis múltiple o malformaciones arteriovenosas.

3.3.3   Síndrome sensitivomotor [24,25]

Consiste en la presencia de un síndrome piramidal completo (faciobraquiocrural) o incompleto, proporcionado o no, asociado a un déficit sensitivo, global o parcial, del mismo hemicuerpo. Es el síndrome lacunar que más habitualmente suele estar producido por causas diferentes a los infartos lacunares (infartos extensos, pequeñas hemorragias cerebrales o procesos expansivos). En una serie clínica, el síndrome sensitivomotor se debía a un infarto lacunar en el 69,5 % de los casos; sin embargo, otros subtipos de ictus se encontraron en el 30,5 % de los casos, lo que supone un porcentaje más alto en comparación con lo observado en los otros síndromes lacunares.[24]

3.3.4   Hemiparesia atáxica[26]

Se debe a una lesión de la vía corticopontocerebelosa, dentatorrubrotálamocortical o de la vía propioceptiva somestésica, con topografía habitual en el brazo posterior de la cápsula interna o en la protuberancia. También se ha descrito en infartos lacunares de la corona radiada y talámicos. Consiste en la aparición simultánea de un síndrome piramidal, en general de predominio crural, asociado a un síndrome atáxico homolateral; la dismetría braquiocrural no viene justificada por el grado de paresia. Excepcionalmente puede presentarse como una paresia crural aislada asociada a hemiataxia homolateral. En casos aislados, un débil o transitorio déficit sensitivo puede acompañar a los síntomas motores, y en tal caso el cuadro clínico se denomina «hemiparesia atáxica hipoestésica».[1] En una serie clínica con 23 pacientes con hemiparesia atáxica no hubo mortalidad hospitalaria y el 39 % no presentaba limitaciones al alta hospitalaria.[26] La hemiparesia atáxica no causada por un infarto lacunar se observa en el 0 % al 7 % de los casos, y puede deberse a infartos no lacunares, hemorragias cerebrales, tumores o infecciones.

3.3.5   Disartria-mano torpe[27]

Constituye un síndrome lacunar infrecuente y con un excelente pronóstico evolutivo. De 2.500 ictus agudos incluidos en un registro hospitalario[27] durante

12 años, 35 presentaban un síndrome de disartria-mano torpe. Ésta representa el 1,6 % de los ictus agudos, el 1,9 % de los infartos cerebrales y el 6,1 % de los síndromes lacunares. En el cuadro clínico predomina una disartria moderada o grave, con paresia facial central, hiperreflexia homolateral con signo de Babinski, y lentitud y torpeza motora en la mano, evidenciada en la ejecución de tareas manuales que requieren habilidad, como por ejemplo la escritura, sin objetivarse un déficit motor importante asociado. Algunos autores la consideran una variante de la hemiparesia-ataxia. La topografía lesional habitual se localiza en la cápsula interna (en su brazo anterior, la rodilla o cerca de la rodilla) y en la protuberancia (a nivel rostral paramediano), aunque también se ha descrito en infartos lacunares localizados en el pedúnculo cerebeloso o en la corona radiata. La ausencia de focalidad neurológica al alta hospitalaria en el 46 % de los pacientes con disartria-mano torpe la confirman como el síndrome lacunar clásico con un mejor pronóstico a corto plazo. La disartria-mano torpe no debida a un infarto lacunar se observa en el 0 % al 7 % de los casos, y puede deberse a infartos no lacunares, hemorragias cerebrales o infecciones. En un estudio clínico[22] se analizaron las variables clínicas asociadas de forma independiente con los síndromes lacunares no debidos a infartos cerebrales de tipo lacunar (véase la tabla 3).

Variable	β	EE (β)	Odds ratio (IC 95 %)	p
Modelo basado en datos demográficos, factores de riesgo vascular y variables clínicas*				
Fibrilación auricular	1,532	0,301	4,62 (2,56-8,36)	0,000
Síndrome sensitivomotor	1,396	0,294	4,05 (2,28-7,19)	0,000
Déficit motor	0,738	0,363	2,09 (1,03-4,26)	0,042
Instauración súbita	0,721	0,253	2,06 (1,25-3,37)	0,004
Edad	–0,038	0,011	0,96 (0,94-0,98)	0,001

EE: error estándar; IC 95 %: intervalo de confianza del 95 %.
*b = –0,521; EE (b) = 0,825; bondad de ajuste c^2 = 3,675; df = 8; p = 0,885; área bajo la curva ROC = 0,753; sensibilidad: 67 %; especificidad: 74 %; valor predictivo positivo: 33 %; valor predictivo negativo: 92 %; correctamente clasificados: 73 %.

Tabla 3. Variables asociadas de forma independiente con los síndromes lacunares no producidos por infartos lacunares.[22]

3.3.6 Síndromes lacunares no clásicos o atípicos[28]

Fisher[7] describió hasta 22 síndromes lacunares nuevos o «atípicos» diferentes de los cinco clásicos descritos inicialmente, con una semiología muy variable: *1)* trastornos lateralizados del movimiento (hemicorea-hemibalismo, hemidistonía); *2)* deterioro de las funciones superiores (síndrome del infarto talámico paramediano bilateral); *3)* trastornos del lenguaje (hemiparesia motora pura con afasia subcortical transitoria); *4)* síndromes por pequeños infartos de territorio vertebrobasilar descritos con epónimos, y *5)* formas parciales de síndromes lacunares clásicos (por ejemplo, disartria pura, hemiataxia aislada, paresia facial central con disartria aislada, entre otros).

En una serie clínica,[28] los síndromes lacunares atípicos representaron el 6,8 % de los ictus lacunares. Los síndromes lacunares atípicos se presentaban como disartria con paresia facial central (n = 12) o disartria pura (n = 9), hemiparesia motora pura con oftalmoparesia internuclear transitoria (n = 4), hemiparesia motora pura con afasia subcortical transitoria (n = 4), síndrome del infarto talámico paramediano unilateral (n = 2) o bilateral (n = 3), y hemicorea-hemibalismo (n = 2). La localización más habitual fue en la cápsula interna, el tálamo o la protuberancia. En un estudio comparativo[29] los datos demográficos, los factores de riesgo y las características clínicas generales fueron similares para los infartos lacunares clásicos y atípicos; datos que apoyan la inclusión de los infartos lacunares atípicos dentro del grupo general de ictus lacunares. Los síndromes lacunares atípicos también pueden deberse a infartos no lacunares o a hemorragias cerebrales.[14]

3.3.7 Síndrome pseudobulbar

Los infartos lacunares de repetición pueden ocasionar un síndrome pseudobulbar,[14,30] que viene definido por la tríada de Thurel: *1)* trastorno de la voz (disartria), *2)* trastorno de la deglución (disfagia, principalmente a líquidos) y *3)* trastorno de la mímica (risa o llanto espasmódico). Asimismo, es frecuente la braquibasia o marcha «a pequeños pasos», la astasia-abasia (o apraxia de la marcha) y la micción imperiosa e involuntaria. Suele ir asociado un deterioro de las funciones superiores de tipo subcortical.

Se han descrito tres formas anatomoclínicas de síndrome pseudobulbar:[1] *1)* la forma cortico-subcortical de Foix-Chavany-Marie o síndrome biopercular; *2)* la forma pontocerebelosa y *3)* la forma estriatal o central, que es la más frecuente.

Esta última suele deberse a infartos lacunares múltiples y diseminados (correspondiendo al «estado lacunar» de Pierre Marie). El diagnóstico y el tratamiento precoces de la hipertensión arterial y de los factores de riesgo vascular cerebral, y la utilización de antiagregantes plaquetarios para la prevención secundaria de la isquemia cerebral, han condicionado que el clásico estado lacunar sea un cuadro clínico relativamente inhabitual en la actualidad.

4   Pronóstico

En los infartos lacunares la mortalidad inicial es baja (0-2 % a los 30 días), la recuperación de los deficit neurológicos es generalmente buena en las primeras semanas del inicio de los síntomas y el riesgo de recurrencia precoz es también bajo (media del 7,7 %, intervalo del 2-12 %).[31,33]

Durante la fase aguda de la enfermedad se producen complicaciones en el 18 % de los pacientes, principalmente debido a infecciones urinarias. Es por ello que clásicamente se ha considerado a los infartos lacunares como una afección vascular «benigna» e «inocente» en comparación con otros subtipos de infarto cerebral, como los trombóticos o cardioembólicos, que presentan una mayor mortalidad hospitalaria, una mayor focalidad neurológica y un mayor índice de recurrencias.[14] En la tabla 4 se detallan las complicaciones médicas más habituales durante la fase aguda de la enfermedad,[30] así como el pronóstico precoz de los infartos lacunares. El subgrupo de adultos jóvenes de edad igual o menor de 45 años presenta un mejor pronóstico clínico. El síndrome disartria-mano torpe tiene un excelente pronóstico funcional.[27] Habitualmente, cuando el déficit motor o sensitivo es completo (afectando a la cara, el brazo y la pierna), el pronóstico funcional es peor que cuando el déficit es incompleto y afecta sólo a la cara y el brazo, o al brazo y la pierna, y también cuando se observa un curso clínico progresivo de la focalidad neurológica.[34] El tamaño del infarto lacunar en la tomografía computarizada o en la RM cerebral generalmente se relaciona con el pronóstico funcional, que es mejor en los infartos de menor tamaño.

4.1   *Mortalidad*

Los infartos lacunares presentan un buen pronóstico a corto plazo, puesto que la mortalidad hospitalaria es muy baja y la letalidad al año es < 2,8 %, porcentaje muy

Variable	Periodo	Infarto lacunar (n = 566)
Complicaciones neurológicas	1986-1992	4 (2,4)
	1993-1998	4 (1,9)
	1999-2004	9 (4,8)
	1986-2004	17 (3,0)
Complicaciones respiratorias	1986-1992	4 (2,4)
	1993-1998	3 (1,4)
	1999-2004	8 (4,2)
	1986-2004	15 (2,7)
Complicaciones digestivas	1986-1992	2 (1,2)
	1993-1998	1 (0,5)
	1999-2004	2 (1,1)
	1986-2004	5 (0,9)
Complicaciones urinarias	1986-1992	7 (4,2)
	1993-1998	1 (0,5)
	1999-2004	6 (3,2)
	1986-2004	14 (2,5)
Complicaciones cardiacas	1986-1992	2 (1,2)
	1993-1998	3 (1,4)
	1999-2004	1 (0,5)
	1986-2004	6 (1,1)
Complicaciones vasculares periféricas	1986-1992	1 (0,6)
	1993-1998	1 (0,5)
	1999-2004	2 (1,1)
	1986-2004	4 (0,7)
Complicaciones infecciosas	1986-1992	8 (4,8)
	1993-1998	4 (1,9)
	1999-2004	12 (6,3)
	1986-2004	24 (4,2)
Ausencia de síntomas al alta	1986-1992	46 (27,9)
	1993-1998	39 (18,4)
	1999-2004	43 (22,8)
	1986-2004	128 (22,6)
Mortalidad hospitalaria	1986-1992	0
	1993-1998	2 (0,9)
	1999-2004	0
	1986-2004	2 (0,4)
Traslado a una unidad de convalescencia/rehabilitación	1986-1992	5 (3,0)
	1993-1998	12 (5,7)
	1999-2004	17 (9)
	1986-2004	34 (6,0)
Días de estancia hospitalaria, mediana (rango intercuartil)	1986-1992	10 (8-15)
	1993-1998	10 (8-14)
	1999-2004	9 (7-12,5)
	1986-2004	10 (7-14)
Estancia hospitalaria > 12 días	1986-1992	60 (36,4)
	1993-1998	67 (31,6)
	1999-2004	47 (24,9)
	1986-2004	174 (30,7)

Tabla 4. Análisis descriptivo del pronóstico precoz en los infartos lacunares durante 19 años.[30]

similar al de la población general.[35,36] En un estudio poblacional,[37] la supervivenvia fue del 96% (intervalo de confianza del 95% [IC 95%]: 0,94-0,97) al mes, del 86% al año (IC 95%: 0,83-0,89) y del 78% (IC 95%: 0,75-0,81) a los dos años. La mortalidad a medio plazo es, en los infartos lacunares, de un promedio del 3% por año. Sin embargo, posteriormente se observa que va aumentando y a los 5 años llega al 27,4%, a los 10 años al 60% y a los 14 años al 75%; las causas de la muerte son de origen cardiovascular en el 52%, por ictus recurrente en el 21% y por otras causas en el 27%.[35,36,38] El pronóstico por mortalidad, ictus recurrente y déficit funcional en los pacientes con un primer infarto lacunar y presencia concomitante de uno o más infartos lacunares silentes es más desfavorable en comparación con los pacientes sin isquemia lacunar asintomática asociada.[1,38,39]

4.2　Recurrencias

El riesgo medio de recurrencia es del 7,7% al cabo de un año.[14] No obstante, a los cinco años la recurrencia es del 22,4%, principalmente por nuevos infartos lacunares (50-72%) y con menos frecuencia por hemorragias intracerebrales (10%).[40] Si bien los infartos lacunares iniciales suelen ocasionar una ligera limitación funcional, los recurrentes o múltiples pueden ser causa de un estado lacunar o de una demencia vascular.[41] La presencia de leucoaraiosis y de infartos lacunares múltiples silentes se asocia también a un incremento en el riesgo ulterior de recurrencia. En un estudio,[39] la hipertensión arterial y la diabetes fueron factores independientes relacionados con la recurrencia en los infartos lacunares. Asimismo, en los pacientes con una primera recurrencia se observó deterioro cognitivo en el 16%, y en los recurrentes múltiples en el 40%.

4.3　Riesgo de demencia[42-50]

Los infartos lacunares no suelen presentar alteraciones neuropsicológicas ni deterioro cognitivo durante la fase aguda de la enfermedad. Sin embargo, se han reportado casos clínicos aislados en los que se ha objetivado una afectación neuropsicológica focal en cuanto a fluencia verbal, con dismnesia y abulia, a consecuencia de infartos lacunares únicos y de topografía estratégica (en la región dorsomedial y anterior del tálamo), o bien heminegligencia espacial, afasia atípica y alteración en el rendimiento cognitivo.[7] En un estudio[44] se observó que, de los pacientes con un primer infarto lacunar y con cifras medias en el test del Minimental de 28,4, el 57,5 % presentaban alteraciones neuropsicológicas menores (principalmente trastornos disejectutivos), sobre todo en la hemiparesia motora pura y en los infartos lacunares atípicos. Asimismo, los infartos lacunares múltiples subcorticales pueden ocasionar alteraciones neuropsicológicas en forma de disfunción del sistema frontal. Recientemente también se ha observado que a los dos a tres años de evolución el 11 % de los pacientes presentan demencia, y el 15 % a los nueve años, y se ha confirmado que los infartos lacunares constituyen el subgrupo de infartos cerebrales que con más frecuencia predisponen a la demencia vascular.[42] Entre el 36 % y el 67 % de todas las demencias vasculares se deben a la enfermedad de pequeño vaso, y se denomina demencia vascular subcortical a la situación que incluye el estado lacunar y la enfermedad de Binswanger. El deterioro cognitivo incrementa el riesgo de muerte y de institucionalización.

El riesgo de deterioro cognitivo se relaciona con la recurrencia vascular, y es mayor en caso de coexistencia de leucoaraiosis periventricular y de infartos lacunares múltiples clínicamente silentes.[14,46] En un estudio patológico se observó que los pacientes con infartos lacunares presentaban con mayor frecuencia demencia que los casos sin infartos lacunares, y asimismo necesitaban menos cambios neuropatológicos de enfermedad de Alzheimer para ocasionar clínica de demencia.[42,43]

La demencia vascular por enfermedad de pequeño vaso se caracteriza por la preservación de la memoria a largo término (a diferencia de su afectación predominante en la enfermedad de Alzheimer), pero con déficit en las funciones frontales ejecutivas (planificación, organización, abstracción, fluencia categórica, secuenciación, etc.). Este síndrome disejecutivo es característico de la demencia vascular subcortical,[42-44] y se explicaría por la interrupción de los circuitos que conectan el córtex prefrontal con los ganglios de la base y por una lesión de las conexiones talamocorticales debida a infartos lacunares localizados en el estriado, el pálido o el tálamo, o por la isquemia de la sustancia blanca periventricular.

El deterioro cognitivo leve de tipo vascular sin demencia puede ser un precursor de la demencia vascular y se encuentra en el 50 % de los pacientes con un primer infarto lacunar[44]. En estos pacientes se ha observado una disminución significativa en el volumen de la sustancia gris cerebral cortical y subcortical, por atrofia y pérdida neuronal en el hipocampo, el córtex temporal y parietal, y el cerebelo, utilizando la técnica de la morfometría basada en el vóxel. Estos datos sugieren que debería haber un proceso neurodegenerativo asociado o concomitante a los infartos lacunares para ocasionar deterioro cognitivo. Esta interacción de patología vascular y neurodegenerativa sería necesaria para ocasionar un deterioro cognitivo.

4.4 *Progresión asintomática de la enfermedad de pequeño vaso*[1,4,14]

La mayoría de los infartos lacunares son asintomáticos y aproximadamente el 20 % al 28 % de la población mayor de 65 años presenta infartos lacunares en la RM cerebral. La presencia de infartos lacunares silentes es un factor de riesgo de nuevos infartos lacunares y de deterioro cognitivo.

Se ha demostrado[45] una progresión asintomática de la enfermedad lacunar, pues a los tres años entre el 10 % y el 50 % de los pacientes presentarán en la RM nuevos infartos lacunares silentes. Asimismo, también se evidencia una progresión de la leucoaraiosis en el 40 % de los pacientes con infartos lacunares.

Por tanto, la enfermedad de pequeño vaso cerebral silente es frecuente en los individuos añosos sanos, su prevalencia es más alta que la de la enfermedad sintomática y constituye un factor de riesgo independiente tanto para la recurrencia de la afección vascular como para el deterioro cognitivo.

Bibliografía

1. Martí-Vilalta JL, Arboix A, Mohr JP. Micro-angiopathies (lacunes). En: Mohr JP, Wolf PhA, Grotta JC, Moskowitz MA, Mayberg MR, von Kummer R, editores. Stroke. Pathophysiology, diagnosis, and management. 5th ed. Philadelphia: Elsevier Saunders; 2011. p. 485-515.

2. Fisher CM. Lacunar infarcts. A review. Cerebrovasc Dis. 1991; 1: 311-20.

3. Martí-Vilalta JL, Arboix A. The Barcelona Stroke Registry. Eur Neurol. 1999; 41: 135-42.

4. Benavente O, White CL, Roldan AM. Small vessel strokes. Curr Cardiol Rep. 2005; 7: 23-8.

5. Boiten J, Lodder J. Risk factors for lacunar infarction. En: Donnan G, Norrving B, Bamford J, Bogousslavsky J, editores. Subcortical stroke. 2nd ed. New York: Oxford University Press; 2002. p. 87-97.

6. Fisher CM. Capsular infarcts: the underlying vascular lesions. Arch Neurol. 1979; 36: 65-73.

7. Fisher CM. Lacunar strokes and infarcts: a review. Neurology. 1982; 32: 871-76.

8. Martí-Vilalta JL, Arboix A. Estudio multicéntrico. En: Infarto cerebral de tipo lacunar. Martí-Vilalta JL, Arboix A, editores. Barcelona: Vila Sala; 1989. p. 119-24.

9. Lodder J, Bamford JM, Sandercock PAG, Jones LN, Warlow CP. Are hypertension or cardiac embolism likely causes of lacunar infarction? Stroke. 1990; 21: 375-81.

10. Arboix A, Martí-Vilalta JL. Presumed cardioembolic lacunar infarcts. Stroke. 1992; 23: 1841-2.

11. Arboix A, Martí-Vilalta JL. Transient ischemic attacks in lacunar infarcts. Cerebrovasc Dis. 1991; 1: 20-4.

12. Arboix A, Martí-Vilalta JL. New concepts in lacunar stroke etiology: the constellation of small-vessel arterial disease. Cerebrovasc Dis. 2004; 17 (Suppl 1): 58-62.

13. Matsui T, Arai H, Yuzuriha T, Yao H, Miura M, Hashimoto S, *et al.* Elevated plasma homocysteine levels and risk of silent brain infarction in elderly people. Stroke. 2001; 32: 1116-9.

14. Arboix A, Martí-Vilalta JL. Lacunar stroke. Expert Rev Neurother. 2009; 9: 179-96.

15. Arboix A, Ferrer I, Martí-Vilalta JL. Clinico-pathologic analysis of 25 patients with lacunar infarcts. Rev Clin Esp. 1996; 196: 370-4.

16. Fisher CM. Lacunes: small, deep cerebral infarcts. Neurology. 1965; 15: 774-84.

17. Arboix A, Grau-Olivares M, García-Eroles L, Massons J, Comes E, Targa C. Clinical implications of headache in lacunar stroke: relevance of site of infarct. Headache. 2006; 46: 1172-80.

18. Arboix A, Padilla I, García-Eroles, Massons, Comes E, Targa C. Pure motor hemiparesis: a clinical study of 222 patients. J Neurol Neurosurg Psychiatry. 2001; 71: 239-42.

19. Arboix A, García-Eroles L, Massons J, Oliveres M, Balcells M. Haemorrhagic pure motor stroke. Eur J Neurol. 2007; 14: 219-23.

20. Fraix V, Besson G, Hommel M, Perret J. Brachiofacial pure motor stroke. Cerebrovasc Dis. 2001; 12: 34-8.

21. Arboix A, García-Plata C, García-Eroles L, Massons J, Comes E, Oliveres M, *et al.* Clinical study of 99 patients with pure sensory stroke. J Neurol. 2005; 252: 156-62.

22. Arboix A, Massons J, García-Eroles L, Targa C, Comes E, Parra O. Clinical predictors of lacunar syndrome not due to lacunar infarcts. BMC Neurol. 2010; 10: 31.

23. Arboix A, García-Eroles L, Massons J, Oliveres M, Targa C. Hemorrhagic lacunar stroke. Cerebrovasc Dis. 2000; 10: 229-34.

24. Arboix A, Oliveres M, García-Eroles L, Comes E, Balcells M, Targa C. Risk factors and clinical features of sensorimotor stroke. Cerebrovasc Dis. 2003; 16: 448-51.

25. Arboix A, Saßmannshausen A, García-Eroles L, Massons J, Parra O. Hemorrhagic sensorimotor stroke: spectrum of disease. J Neurol Res. 2011; 1: 90-5.

26. Arboix A. Clinical study of 23 patients with ataxic hemiparesis. Med Clin (Barc). 2004; 122: 342-4.

27. Arboix A, Bell Y, García-Eroles L, Massons J, Comes E, Balcells M, *et al.* Clinical study of 35 patients with dysarthria-clumsy hand syndrome. J Neurol Neurosurg Psychiatry. 2004; 75: 231-4.

28. Arboix A, López-Grau M, Casasnovas C, García-Eroles L, Massons J, Balcells M. Clinical study of 39 patients with atypical lacunar syndrome. J Neurol Neurosurg Psychiatry. 2006; 77: 381-4.

29. Besson G, Hommel M, Perret J. Risk factors for lacunar infarcts. Cerebrovasc Dis. 2000; 10: 387-90.

30. Arboix A, Massons J, García-Eroles L, Targa C, Comes E, Parra O, *et al.* Nineteen-year trends in risk factos, clinical characteristics and prognosis in lacunar infarcts. Neuroepidemiology. 2010; 35: 231-6.

31. Staals J, van Raak L, Hilton A, Lodder J. Differences in long-term survival in two lacunar stroke types: a 15-year follow-up study in 782 cerebral infarct patients. Cerebrovasc Dis. 2008; 25: 26-31.

32. Jackson C, Sudlow C. Comparing risks of death and recurrent vascular events between lacunar and non-lacunar infarction. Brain. 2005; 128: 2507-17.

33. Clavier I, Hommel M, Besson G, Noèlle B, Perret JE. Long-term prognosis of symptomatic lacunar infarcts. A hospital-based study. Stroke. 1994; 25: 2005-9.

34. Serena J, Leira R, Castillo J, Pumar JM, Castellanos M, Dávalos A. Neurological deterioration in acute lacunar infarctions. The role of excitatory and inhibitory neurotransmitters. Stroke. 2001; 32: 1154-61.

35. Salgado AV, Ferro JM, Gouveia-Oliveira A. Long-term prognosis of fi rst-ever lacunar infarction. A hospital-based study. Stroke. 1996; 27: 661-6.

36. Sacco S, Marini C, Totaro B, Russo T, Cerone D, Carolei A. A population-based study of the incidence and prognosis of lacunar stroke. Neurology. 2006; 66: 1335-8.

37. Bejot Y, Catteau A, Caillier M, Rouaud O, Durier J, Marie C, *et al.* Trends in incidence, risk factors, and survival in symptomatic lacunar stroke in Dijon, France, from 1989 to 2006. A population-based study. Stroke. 2008; 39: 1945-51.

38. Arauz A, Murillo L, Cantú C, Barinagarrementería F, Higuera J. Prospective study of single and multiple lacunar infarcts using magnetic resonance imaging. Risk factors,

recurrence, and outcome in 175 consecutive cases. Stroke. 2003; 34: 2453-8.

39. Arboix A, Font A, Garro C, Comes E, Massons J. Recurrent lacunar infarction following a previous lacunar stroke: a clinical study of 122 patients. J Neurol Neurosurg Psychiatry. 2007; 78: 1392-4.

40. Appelros P, Samuelsson M, Lindell D. Lacunar infarcts: functional and cognitive outcomes at five years in relation to MRI findings. Cerebrovasc Dis. 2005; 20: 34-40.

41. Roman GC, Erkinjuntti T, Wallin A, Pantoni L, Chui HC. Subcortical ischaemic vascular dementia. Lancet Neurol. 2002; 1: 426-36.

42. O'Brien JT, Erkinjuntti T, Reisberg B, Roman G, Sawada T, Pantoni L, *et al.* Vascular cognitive impairment. Lancet Neurol. 2003; 2: 89-98.

43. Snowdon DA, Greiner LH, Mortimer JA. Brain infarction and the clinical expression of Alzheimer disease. The Nun Study. JAMA. 1997; 277: 813-7.

44. Grau-Olivares M, Bartrés-Faz D, Arboix A, Soliva JC, Rovira M, Targa C, *et al.* Mild cognitive impairment after lacunar infarction: voxel-based morphometry and neuropsychological assessment. Cerebrovasc Dis. 2007; 23: 353-61.

45. van Zagten M, Boiten J, Kessels F, Lodder J. Significant progression of white matter lesions and small deep (lacunar) infarcts in patients with stroke. Arch Neurol. 1996; 53: 650-5.

46. van Dijk EJ, Prins ND, Vrooman HA, Hofman A, Koudstaal PJ, Breteler MM. Progression of cerebral small vessel disease in relation to risk factors and cognitive consequences. Rotterdam Scan Study. Stroke. 2008; 39: 2712-9.

47. Norrving B. Lacunar infarcts: no black holes in the brain are benign. Pract Neurol. 2008; 8: 222-8.

48. Wardlaw JM, Sandercock PAG, Dennis MS, Starr J. Is breakdown of the blood-brain barrier responsible for lacunar stroke, leukoaraiosis, and dementia? Stroke. 2003; 34: 806-12.

49. Arboix A. Lacunar infarct and cognitive decline. Expert Rev Neurother. 2011; 11: 1251-4.

50. Jokinen H, Gouw AA, Madureira S, Ylisoki R, van Straaten JC, van der Flier WM, *et al.* Incident lacunes influence cognitive decline: the LADIS study. Neurology. 2011; 76: 1872-8.

Capítulo 4

Protocolo diagnóstico
ante la sospecha de un síndrome lacunar

C. Matute Lozano, J. Masjuan Vallejo

Unidad de Ictus
Servicio de Neurología
Hospital Universitario Ramón y Cajal
Universidad de Alcalá de Henares
Madrid

Correspondencia:
Dr. Jaime Masjuan Vallejo
jmasjuan.hrc@salud.madrid.org

Introducción

Como se ha comentado en los capítulos previos, los infartos cerebrales lacunares se definen como aquellos ictus de pequeño tamaño (menores de 1,5 cm de diámetro), subcorticales, en el territorio de las arterias perforantes (ganglios de la base, cápsula interna, tálamo…), en pacientes con factores de riesgo vascular (generalmente hipertensión arterial y diabetes mellitus).[1] Se producen por una oclusión de estas pequeñas arterias (0,2-0,8 mm de diámetro) secundaria a lipohialinosis, o por microateromas. En la práctica habitual, el diagnóstico de infarto lacunar se basa en criterios clínicos, técnicas de neuroimagen y pruebas neurosonológicas.

La utilización a gran escala de las pruebas de neuroimagen (tomografía computarizada [TC] y resonancia magnética [RM]) para el diagnóstico de numerosas afecciones neurológicas (cefaleas, vértigos, inestabilidad…) ha hecho que en muchos pacientes se descubran lesiones lacunares silentes. En realidad, la mayoría de los infartos lacunares detectados con técnicas de neuroimagen son asintomáticos, probablemente porque se afectan arterias de menor diámetro o porque se producen en zonas cerebrales sin repercusión clínica. Es cierto que muchas veces esas pequeñas imágenes hipodensas en la TC craneal o hiperintensas en las secuencias FLAIR y T2 de la RM craneal pueden corresponder a otras causas y en realidad no ser lesiones isquémicas lacunares. Por eso, antes de determinar con certeza y decir a un paciente que tiene ictus silentes debe descartarse que no sean imágenes inespecíficas o lesiones desmielinizantes, entre otras muchas posibilidades.

Los infartos lacunares suelen manifestarse clínicamente como uno de los síndromes lacunares clínicos, y en raras ocasiones como otras manifestaciones más atípicas (véase el capítulo 3).[2] Sin embargo, los síndromes lacunares no siempre son la expresión de infartos lacunares. Hay otras patologías, como los hematomas intraparenquimatosos, los hematomas subdurales e incluso afecciones no vasculares como neoplasias o infecciones, que pueden simularlos (véase la figura 1 A y B).[3-5]

En cuanto al diagnóstico etiológico, hay que tener en cuenta que no siempre los infartos lacunares son secundarios a lipohialinosis o microateromatosis. En

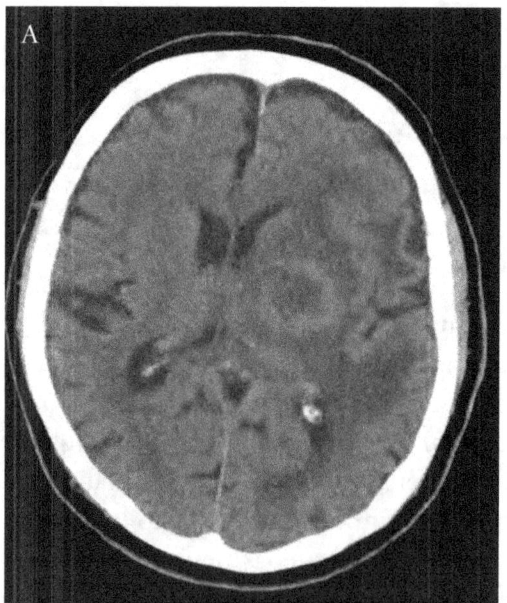
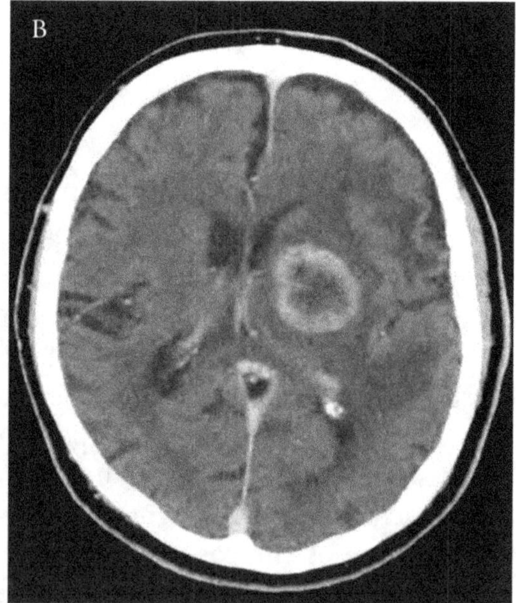

Figura 1. Imágenes de TC craneal basal (A) y tras la administración de contraste intravenoso (B). Metástasis cerebral en un paciente con carcinoma pulmonar de células pequeñas que presenta un cuadro de síndrome lacunar con disartria-mano torpe. Las imágenes muestran una lesión redondeada en los ganglios de la base izquierdos, que tras la administración de contraste se realza en anillo con edema vasogénico circundante, y efecto de masa con leve desplazamiento de la línea media y colapso parcial del ventrículo lateral.

algunas series se ha observado que hasta un 36 % de los infartos lacunares se asocian a enfermedad ateromatosa de gran vaso o a cardiopatías embolígenas.[6] La presencia de fibrilación auricular o de un síndrome sensitivomotor se ha descrito como factor predictor de ictus no lacunar.[7] Ya Fisher,[8] creador de la «hipótesis lacunar», observó que en algunos exámenes necrópsicos no todos los infartos lacunares podían explicarse por anomalías histológicas, por lo que planteó la posibilidad de que estuvieran causados por mecanismos embolígenos.

Diversos estudios, incluyendo la fase aguda del ictus, han analizado la seguridad diagnóstica de los síndromes lacunares como expresión de infartos lacunares, con resultados variables según la serie.[9-14] Muchos de ellos apoyan que los síndromes lacunares tienen una baja especificidad para el diagnóstico de ictus lacunar. Uno de los estudios[14] realizados en fase aguda fue un subanálisis del ECASS I, en el cual se analizaron pacientes que clínicamente presentaban una hemiparesia pura y un síndrome sensitivomotor en las primeras horas del ictus sugestivo de infarto lacunar, y se observó que menos de un tercio de los casos correspondían a infartos lacunares. Esto es importante, pues algunos investigadores han cuestionado el beneficio del tratamiento con activador tisular del plasminógeno (TPA) intravenoso en los pacientes con un infarto lacunar. Tal cuestión ya se analizó en el estudio NINDS,[15] en el cual se vio que el TPA beneficiaba a todos los subtipos de ictus. Por tanto, un síndrome lacunar no es sinónimo de infarto lacunar, ni debe desestimarse el tratamiento fibrinolítico en los pacientes tanto con síndrome lacunar como con infarto lacunar.

Puesto que además de la enfermedad de pequeño vaso hay otros posibles mecanismos del ictus lacunar, el diagnóstico exige un estudio complementario exhaustivo que permita excluir otras afecciones, y no es suficiente la clínica.[16,17]

1 Pruebas complementarias

1.1 Neuroimagen

La técnica más empleada es la TC craneal, que ayuda en la fase aguda sobre todo para descartar hemorragias u otros tipos de lesiones no vasculares que pueden expresarse clínicamente como síndromes lacunares. Una TC craneal simple normal no excluye que haya isquemia, pues tiene unas bajas sensibilidad y especificidad para la detección precoz de infartos lacunares, y en ocasiones tampoco visualiza pequeños infartos lacunares en el tronco cerebral. Los infar-

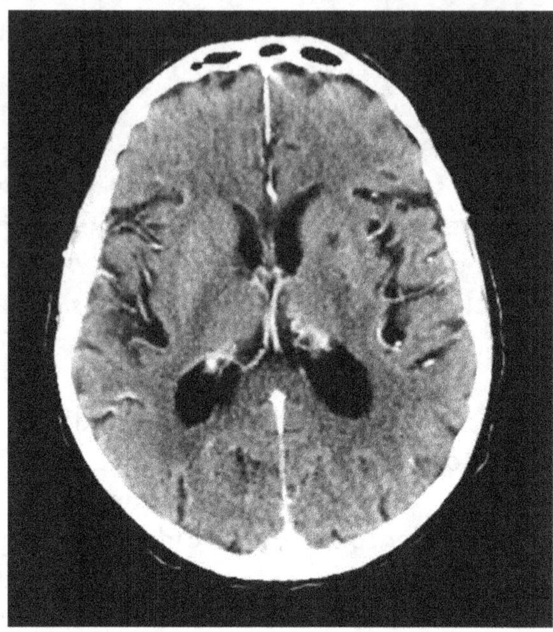

*Figura 2. TC craneal con contraste. Lesión hipodensa compatible
con infarto lacunar en los ganglios de la base izquierdos.*

tos lacunares subagudos/crónicos pueden ser visibles como pequeñas lesiones, menores de 15 mm de diámetro, de diferente hipodensidad según su tiempo de evolución, normalmente localizadas en el territorio de las arterias perforantes (véase la figura 2).

La RM craneal tiene mucha mayor sensibilidad para detectar la enfermedad de pequeño vaso y es la técnica de elección para su diagnóstico. Las lesiones aparecen como hiperintensidades en las secuencias de FLAIR o T2, y suelen tener una forma ovoidea. Es importante diferenciarlas de espacios perivasculares o de otro tipo de lesiones inflamatorias. Las secuencias de difusión nos permiten establecer el tiempo de evolución, ya que son sensibles al movimiento de las moléculas de agua. En aquellas zonas donde el movimiento está restringido se observa una hiperintensidad. En las lesiones isquémicas en fase aguda se desarrolla edema cito-tóxico, que da lugar a una disminución del movimiento de las moléculas de agua (restricción de la difusión) y establece que la lesión sea irreversible. La restricción de la difusión se mantiene estable durante varios días y posteriormente disminu-ye de manera progresiva, coincidiendo con el desarrollo del edema vasogénico y la necrosis tisular, lo cual permite diferenciar entre lesiones agudas y crónicas (véase la figura 3 A y B).

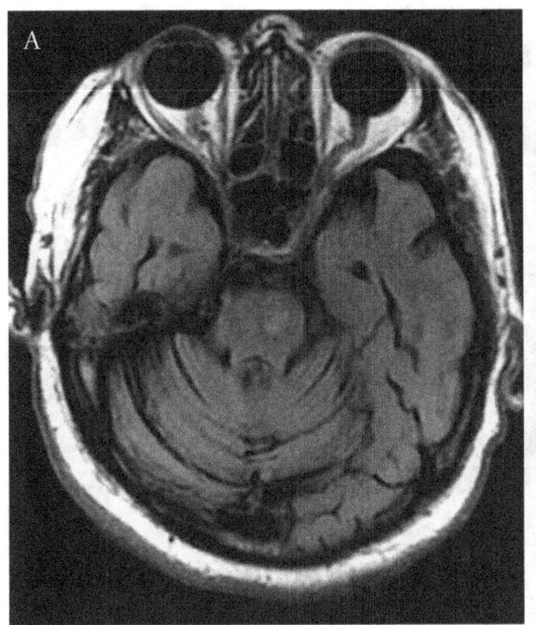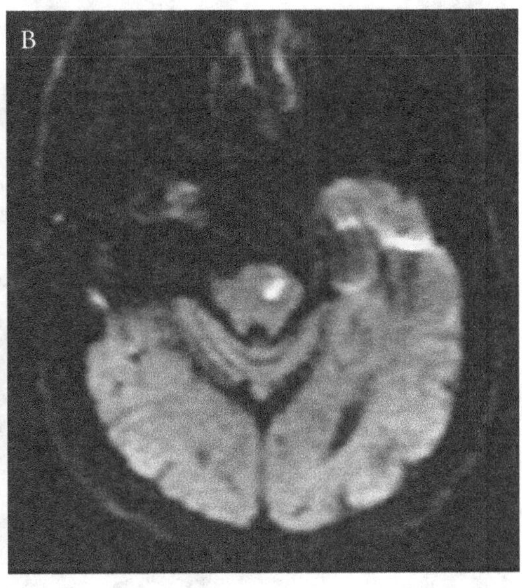

Figura 3. RM craneal en secuencia FLAIR (A) y en secuencia potenciada en difusión (B). Lesión subcentimétrica en la hemiprotuberancia izquierda, hiperintensa en FLAIR, que brilla en la secuencia de difusión.

Las secuencias de difusión y perfusión en la RM han permitido analizar si hay tejido viable en la fase aguda del ictus, o si la lesión ya es irreversible. Esto tiene una implicación importante a la hora de seleccionar qué pacientes pueden beneficiarse del tratamiento trombolítico. En el caso de los infartos lacunares, el diagnóstico exige que, además de una lesión pequeña en difusión, las secuencias de perfusión sean normales.[18]

Con técnicas de TC avanzadas, como la TC de perfusión y la angiografía por TC (angio-TC), pueden obtenerse diferentes mapas hemodinámicos que nos proporcionan información sobre el tejido hipoperfundido y por lo tanto potencialmente salvable (véase la figura 4). Radiológicamente, los infartos lacunares pueden verse junto con leucoaraiosis, que es la afectación de la sustancia blanca cerebral periventricular. Ésta se observa hipodensa en la TC e hiperintensa en las secuencias T2 y FLAIR de la RM. Es más frecuente en pacientes con factores de riesgo vascular cerebral y en aquellos con ictus isquémicos. Normalmente se produce de manera esporádica, pero es característica de enfermedades genéticas como el CADASIL *(cerebral autosomal dominant arteriopathy with subcortical infarcts and leukoencephalopathy).*

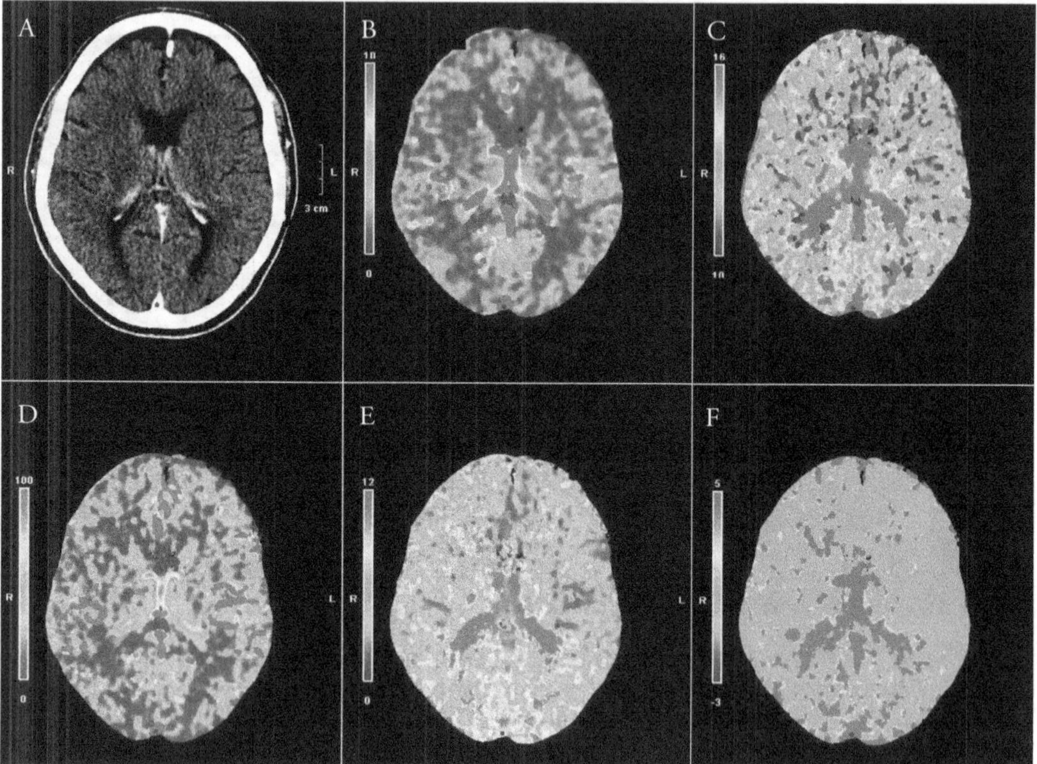

*Figura 4. A) TC basal. B) Volumen sanguíneo. C) Tiempo hasta el pico. D) Flujo cerebral.
E) Tiempo de tránsito medio. Se observa una prolongación del tiempo de tránsito medio
y del tiempo hasta el pico, y una disminución del volumen sanguíneo y del flujo cerebral,
sin discrepancia entre ellos, en un paciente con un infarto lacunar en el tálamo derecho
que clínicamente se manifestó como síndrome sensitivomotor.*

1.2 Neurosonología

1.2.1 Dúplex carotídeo

En todo paciente con patología isquémica cerebral es obligado un completo estudio neurosonológico. De hecho, la clasificación de los ictus lacunares exige descartar la existencia de una estenosis en la arteria carótida interna homolateral. Se trata de un estudio inocuo y no precisa ninguna preparación del paciente. Durante años, el método más preciso y considerado de referencia para evaluar el árbol carotídeo ha sido la angiografía, pero es una técnica costosa, invasiva y con un grado de comorbilidad no despreciable para el paciente. Actualmente se utilizan la angio-TC y la angio-RM, que permiten evaluar de manera no invasiva la circulación extracraneal e intracraneal. Sin embargo, el desarrollo de las técnicas ultrasonográficas ha llevado a que el uso de las anteriores se limite a casos seleccionados.

Las principales ventajas de la ecografía son su bajo coste y su fácil disponibilidad, además de poder repetirse tantas veces como se quiera gracias a su inocuidad.

Si se realiza por profesionales entrenados, permite el diagnóstico de estenosis carotídeas importantes con una sensibilidad y una especificidad mayores del 90 %.[19]

El dúplex carotídeo combina la ecografía en modo B con parámetros velocimétricos basados en el efecto Doppler. La ecografía en modo B permite obtener una imagen bidimensional del vaso explorado, y gracias al efecto Doppler podemos cuantificar la estenosis en relación con el aumento de las velocidades. Así, en un mismo equipo analizamos la imagen y el flujo. Esto permite determinar la velocidad de la sangre, medir el diámetro del vaso y el área de luz vascular, y observar la estructura, la ecogenicidad y la forma de la placa de ateroma. Con la ecografía en modo B también podemos medir el grosor íntima-media, cuyos valores elevados se han asociado a un incremento del riesgo en todos los subtipos de infarto cerebral.[20]

Las estenosis carotídeas son menos frecuentes en los pacientes con infartos lacunares que con otros subtipos de ictus.[21] Numerosos estudios han evaluado la presencia de estenosis carotídeas en estos pacientes y han hallado bajos porcentajes, pero no despreciables, e incluso oclusiones carotídeas homolaterales. Se ha observado que la frecuencia de estenosis carotídea en los pacientes con ictus lacunar es mayor en la carótida homolateral que en la contralateral,[22,23] y que la presencia de infartos lacunares múltiples en un hemisferio se asocia a estenosis carotídeas homolaterales importantes.[23] Por ello, algunos autores consideran la posibilidad de que las lesiones carotídeas tengan un papel etiopatogénico en los infartos lacunares por un mecanismo embolígeno arterio-arterial, pero también puede tratarse de una manifestación más de una enfermedad arterial difusa.[22] Es un tema controvertido, ya que otros lo consideran un hallazgo casual al realizar el estudio.[21,24]

1.2.2 Doppler y dúplex transcraneal

Las técnicas de Doppler y dúplex transcraneal permiten determinar de manera no invasiva la velocidad y la dirección del flujo en las arterias intracraneales. Se han utilizado y han demostrado su utilidad para el diagnóstico de estenosis u oclusiones intracraneales, para la detección de microembolias o cortocircuitos derecha-izquierda, para determinar la reserva hemodinámica en pacientes con estenosis extracraneales, para valorar la reperfusión arterial tras la trombólisis y para monitorizar el vasoespasmo en la hemorragia subaracnoidea. El flujo sanguíneo cerebral se autorregula dentro de unos límites de presión arterial, y el descenso de ésta, y por tanto de la presión de perfusión, produce una vasodilatación de las arteriolas cerebrales. Este mecanismo se denomina «reactividad vascular cerebral» y hace referencia a la capacidad del cerebro para aumentar el flujo ante distintos estímulos y situaciones hemodinámicas desfavorables. Las variaciones que determina sobre el volumen de flujo cerebral se conocen como «reserva hemodinámica vascular cerebral».

Para el estudio de la reactividad vascular cerebral puede inducirse experimentalmente una vasodilatación que provoque una disminución de la presión arterial, o mediante estímulos vasodilatadores como la inhalación de CO_2, la inyección de acetazolamida o la respuesta a la apnea voluntaria. Los estímulos vasodilatadores de las arteriolas aumentan el flujo regional, que en el estudio con Doppler transcraneal se manifiesta como un aumento de la velocidad media y una disminución de los índices de pulsatilidad. La inyección intravenosa de acetazolamida produce una inhibición de la conversión de CO_2 a bicarbonato, y por lo tanto un aumento del CO_2 con la correspondiente vasodilatación. En la actualidad esta técnica está en desuso. La prueba de apnea voluntaria es la más sencilla, pues al realizar una apnea de al menos 30 segundos se produce una vasodilatación secundaria a la hipercapnia.

La disminución de la reactividad vascular cerebral refleja una lesión del endotelio vascular y un incremento de la rigidez arteriolar, y se ha asociado a alto riesgo de ictus.[25] Esta disfunción endotelial parece desempeñar un papel importante en la patogénesis de los infartos lacunares y de la enfermedad de pequeño vaso, pero hay autores que no la consideran específica porque también se observa en otros subtipos de ictus y en pacientes con factores de riesgo vascular, como hipertensión y diabetes.[26-28]

En los pacientes con ictus lacunar, la disminución de la reactividad cerebral se ha considerado como marcador de riesgo para presentar un primer episodio.[25]

1.3   *Estudio cardiológico*

En los pacientes con un infarto lacunar, como en el resto de los subtipos de ictus, debemos descartar enfermedades potencialmente embolígenas, cuyo diagnóstico tiene implicaciones en cuanto al tratamiento más adecuado para una correcta prevención secundaria. En pacientes con ictus lacunares se ha observado que hasta en un 11 % la causa del ictus era embolígena, y diferente a enfermedad de pequeño vaso en un 23 %.[29] Esto es variable dependiendo de las series, y en alguna de ellas las causas embolígenas explicaban hasta el 26 % de los casos.[6]

Entre las técnicas diagnósticas, la más utilizada es el electrocardiograma (ECG). Es una prueba útil y disponible en cualquier centro médico u hospitalario, y debe realizarse a todos los pacientes que presenten un ictus. Su principal utilidad es la detección de arritmias, en concreto fibrilación auricular, que es la más frecuente cuando la causa del ictus es cardioembólica.

La monitorización con Holter-ECG de 24 o 48 horas tiene una mayor sensibilidad que el ECG para la detección de arritmias. No se ha establecido la indicación de realizar esta prueba de forma sistemática, pero debería hacerse si hay una fuerte sospecha de fuente embólica. En los pacientes con ictus o ataques isquémicos transitorios ha sido útil para detectar rachas de fibrilación auricular paroxística de corta duración que no pueden descubrirse con otras técnicas.[30]

El ecocardiograma es una prueba no invasiva de amplia disponibilidad y excelente relación coste-beneficio. Puede llevarse a cabo a través de la pared torácica (transtorácico) o del esófago (transesofágico). El ecocardiograma transesofágico ha demostrado su utilidad para el diagnóstico de la ateromatosis compleja en el cayado aórtico, que se ha asociado a infartos extensos no lacunares. Sin embargo, en un estudio[31] se observó un aumento de las placas de ateroma del cayado aórtico en los pacientes con ictus lacunares de causa desconocida, por lo que se consideró la embolia del cayado aórtico como una posible causa de ellos.[31] Esta prueba estudia el corazón estructuralmente y proporciona información hemodinámica. Nos permite diagnosticar cardiopatías con alto riesgo embolígeno. En los pacientes con ictus lacunares, la existencia de múltiples infartos en diferentes territorios vasculares exige excluir una causa cardioembólica.

2   Enfermedad de pequeño vaso asociada a trastornos monogénicos

La enfermedad de pequeño vaso hace referencia a la afectación de pequeñas arterias perforantes que irrigan zonas profundas del cerebro.[32] Los principales fenotipos son los infartos lacunares, la afectación de la sustancia blanca periventricular, los hematomas profundos cerebrales y los microsangrados.

En los pacientes jóvenes que presenten infartos lacunares y afectación de la sustancia blanca periventricular habrá que tener en cuenta la posibilidad de que se trate de un trastorno monogénico asociado a ictus. El más frecuente de ellos es el CADASIL, que se caracteriza por la presencia de infartos lacunares y leucoaraiosis. Es una enfermedad autosómica dominante, producida por mutaciones del gen *Nocht-3*. Se ha estimado que un 2 % de los menores de 65 años con infartos lacunares y leucoaraiosis presentan esta enfermedad[33] (véase el capítulo 7). Hay otros trastornos menos frecuentes, como el CARASIL[34] *(cerebral autosomal-recessive arteriopathy with subcortical infarcts and leukoencephalopathy)*, que se caracteriza por infartos de pequeño tamaño, encefalopatía, alopecia y espondilosis. Se debe a mutaciones del gen *HTRA1* y afecta a vasos de pequeño calibre. Es una enfermedad muy rara, con muy baja incidencia. Es similar al CADASIL, con infartos lacunares, leucoencefalopatía y demencia, pero la migraña es menos frecuente.

Las mutaciones del gen *COL4A1* se asocian a infartos lacunares, leucoaraiosis, hemorragias y microsangrados. Radiológicamente, la afectación es similar a una enfermedad de pequeño vaso causada por hipertensión, pero tiene una gran variabilidad fenotípica. Se ha asociado a migraña, hemiparesia infantil, crisis epilépticas, alteraciones oculares (hemorragias retinianas, cataratas, tortuosidad de los vasos retinianos), afectación renal, calambres musculares, anormalidades cardiacas (prolapso de la válvula mitral, arritmias supraventriculares), fenómeno de Raynaud y aneurismas cerebrales. La frecuencia de las hemorragias es menor que en el CADASIL.[35] La leucodistrofia cerebral y la vasculopatía retiniana (RVLC, *retinal vasculopathy and cerebral leukodystrophy)* se deben a la mutación en el gen de una desoxirribonucleasa denominada TREX1. Se trata de una enfermedad multisistémica que afecta a diferentes órganos y puede expresarse como infartos lacunares, pero no se ha asociado a hemorragias ni microsangrados.

Bibliografía

1. Díez Tejedor E, editor. Comité ad hoc del Grupo de Estudio de Enfermedades Cerebrovasculares de la Sociedad Española de Neurología. Guía para el diagnóstico y tratamiento del ictus. Barcelona: Prous Science; 2006.

2. Norving B. Lacunar infarcts: no black holes in the brain are benign. Pract Neurol. 2008; 8: 222-8.

3. Arboix A, Martí-Vilalta JL. Lacunar syndromes not due to lacunar infarcts. Cerebrovasc Dis. 1992; 2: 287-92.

4. Bamford JM, Warlow CP. Evolution and testing of the lacunar hypothesis. Stroke. 1998; 19: 1074-82.

5. Weisberg LA. Diagnostic classification of stroke, especially lacunes. Stroke. 1998; 19: 1071-3.

6. Baumgartner RW, Sidler C, Mosso M, Georgiadis D. Ischemic lacunar stroke in patients with and without potential mechanism other than small-artery disease. Stroke. 2003; 34: 653-9.

7. Arboix A, Massons J, García-Eroles L, Targa C, Comes E, Parra O. Clinical predictors of

lacunar syndrome not due to lacunar infarction. BMC Neurol. 2010; 10: 31.

8. Fisher CM. Capsular infarcts: the underlying vascular lesions. Arch Neurol. 1979; 36: 65-73.

9. Bamford J, Sandercock P, Jones L, Warlow C. The natural history of lacunar infarction: the Oxfordshire Community Stroke Project. Stroke. 1987; 18: 545-51.

10. Boiten J, Lodder J. Lacunar infarcts: pathogenesis and validity of the clinical syndromes. Stroke. 1991; 22: 1374-8.

11. Gan R, Sacco RL, Kargman DE, Roberts JK, Boden-Albala B, Gu Q. Testing the validity of the lacunar hypothesis: the Northern Manhattan Stroke Study experience. Neurology. 1997; 48: 1204-11.

12. Phillips SJ, Dai D, Mitnitski A, Gubitz GJ, Johnston KC, Koroshetz WJ, *et al.* Clinical diagnosis of lacunar stroke in the first 6 hours after symptom onset: analysis of data from the Glycine Antagonist In Neuroprotection (GAIN) Americas trial. Stroke. 2007; 38: 2706-11.

13. Toni D, Del Duca R, Fiorelli M, Sacchetti ML, Bastianello S, Giubilei F, *et al.* Pure motor hemiparesis and sensorimotor stroke accuracy of very early clinical diagnosis of lacunar strokes. Stroke. 1994; 25: 92-6.

14. Toni D, Iweins F, Von Kummer R, Busse O, Bogousslavsky J, Falcou A, *et al.* Identification of lacunar infarcts before thrombolysis in the ECASS I study. Neurology. 2000; 54: 684-8.

15. The NINDS rt-PA Stroke Study Group. Tissue plasminogen activator for acute ischemic stroke. The National Institute of Neurological Disorders and Stroke rt-PA Stroke Study Group. N Engl J Med. 1995; 333: 1581-7.

16. Adams HP, Bendixen BH, Kapelle LJ, Biller J, Love BB, Gordon DL, *et al.* Classification of subtype of acute ischemic stroke: definitions for use in a multicenter clinical trial. Stroke. 1993; 24: 35-41.

17. Horowitz DR, Tuhrim S, Weinberger JM, Rudolph SH. Mechanisms in lacunar infarction. Stroke. 1992; 23: 325-27.

18. Chamorro A, Obach V, Amaro S, Planas AM. Resonancia magnética. En: Arboix A, editor. Métodos diagnósticos en las enfermedades vasculares cerebrales. 2.ª ed. Madrid: Ergon; 2006. p. 275-86.

19. Howard G, Chambless LE, Baker WH. A multicenter validation study of Doppler ultrasound versus angiography. J Stroke Cerebrovasc Dis. 1991; 1: 166-73.

20. Touboul PJ, Elbaz A, Koller C, Lucas C, Adrai V, Chédru F, *et al.* Commom carotid artery intima-media thickness and brain infarction: the Étude du Profil Génétique du l'Infarctus Cerebral (GÉNIC) case-control study. Circulation. 2000; 102: 313-8.

21. Rajapakse A, Rajapakse S, Sharma JC. Is investigating for carotid artery disease warranted in non-cortical lacunar infarction? Stroke. 2011; 42: 217-20.

22. López-Hernández N, García-Escriva A, Pampliega-Perez A, Álvarez-Saúco M, Hernández-Lorido R, Moltó-Jordá, *et al.* Hallazgos neurosonológicos carotídeos en una muestra de pacientes con infarto lacunar. Rev Neurol. 2004; 38: 921-3.

23. Tejada J, Díez-Tejedor E, Hernández L, Fernández F, Balboa O, Costilla S, *et al.* Estenosis carotídea e infarto lacunar. Rev Neurol. 1999; 29: 110-6.

24. Mead GE, Lewis SC, Wardlaw JM, Dennis MS, Warlow CP. Severe ipsilateral carotid stenosis and middle cerebral artery disease in lacunar ischaemic stroke: innocent bystanders? J Neurol. 2002; 249: 266-71.

25. Molina C, Sabín JA, Montaner J, Rovira A, Abilleira S, Codina A. Impaired cerebrovascular reactivity as a risk marker for first-ever lacunar infarction. A case-control study. Stroke. 1999; 30: 2296-301.

26. Knottnerus ILH, Ten Cate H, Lodder J, Kessels F, Oostenbrugge RJ. Endothelial disfunction in lacunar stroke: a systematic review. Cerebrovasc Dis. 2009; 27: 519-26.

27. Stevenson SF, Doubal FN, Shuler K, Wardlaw JM. A systematic review of dynamic cerebral and peripheral endothelial function in lacunar stroke versus controls. Stroke. 2010; 41: 434-42.

28. Deplanque D, Lavallee PC, Labreuche J, Gongora-Rivera F, Jaramillo A, Brenner D, *et al.* Cerebral and extracerebral vasoreactivity in symptomatic lacunar stroke patients:

a case-control study. Int J Stroke. 2012; 10.1111/j.1747-4949.2011.00755.x.

29. Wessels T, Röttger C, Jauss M, Kaps M, Traupe H, Stolz E. Identification of embolic stroke patterns by diffusion-weighted MRI in clinically defined lacunar stroke syndromes. Stroke. 2005; 36: 757-61.

30. Alhadramy O, Jeerakathil TJ, Majumdar SR, Najjar E, Choy J, Saqqur M. Prevalence and predictors of paroxysmal atrial fibrillation on holter monitor in patients with stroke or transient ischemic attack. Stroke. 2010; 41: 2596-600.

31. Arboix A, Rexach M, Subira M, Pujadas R. Ateromatosis compleja del cayado aórtico: estudio de 71 pacientes con infartos lacunares. Med Clin. 2012; 138: 160-4.

32. Moran C, Phan TG, Srikanth VK. Cerebral small vessel disease: a review of clinical, radiological, and histopathological phenotypes. Int J Stroke. 2012; 7: 36-46.

33. Dong Y, Hassan A, Zhang Z, Huber D, Dalageorgou C, Markus HS. Yield of screening for CADASIL mutations in lacunar stroke and leukoaraiosis. Stroke. 2003; 34: 203-5.

34. Hara K, Shiga A, Fukutake T, Nozaki H, Miyashita A, Yokoseki A, *et al.* Association of HTRA1 mutations and familial ischemic cerebral small-vessel disease. N Engl J Med. 2009; 360: 1729-39.

35. Lanfranconi S, Markus HS. COL4A1 mutations as a monogenic cause of cerebral small vessel disease, a systematic review. Stroke. 2010; 41: 513-8.

Capítulo 5

Neuroimagen avanzada en la enfermedad de pequeño vaso

N. Bargalló

Sección de Neurorradiología
Servicio de Radiodiagnóstico
Centro de Diagnóstico por la Imagen Clínic (CDIC)
Hospital Clínic de Barcelona
Universitat de Barcelona
Barcelona

Correspondencia:
Dra. Nuria Bargalló Alabart
bargallo@clinic.ub.es

Introducción

El objetivo de este capítulo es mejorar el conocimiento de las características de imagen de la enfermedad de pequeño vaso.

Es incuestionable que esta enfermedad tiene una traducción morfológica que queda reflejada en las técnicas de neuroimagen. La tomografía computarizada (TC) ha sido la técnica más utilizada en la práctica clínica para estudiar a los pacientes que presentan clínica de patología vascular. Esta técnica tiene la ventaja de ser asequible y económica, pero su resolución y su poca distinción entre tejidos no permiten observar cambios leves o agudos que pueden ocurrir en los pacientes con enfermedad de pequeño vaso. Así pues, la resonancia magnética (RM) es la técnica de elección para evaluar a estos pacientes, ya que permite contrastar los diferentes tejidos cerebrales y caracterizar mejor las lesiones isquémicas.

En la última década, el desarrollo tecnológico tanto de la TC como de la RM ha permitido avanzar no sólo en el diagnóstico sino también en la comprensión de la patología vascular cerebral. La TC de última generación y los equipos de RM de alto campo han proporcionado información cerebral de alta resolución estructural, pero también información funcional en cuanto a viabilidad del tejido isquémico.

Un 25 % de los infartos cerebrales están causados por enfermedad de pequeño vaso, y aunque siempre se han considerado de pronóstico favorable, cada vez es más evidente que a largo término existe una mayor mortalidad, recurrencia de infarto y sobre todo disfunción cognitiva.[1] Además, es importante señalar que debido a la generalización de la práctica de estudios de neuroimagen por RM y a la realización de gran parte de estos estudios en aparatos de alto campo magnético, muchos individuos considerados sanos o sin síntomas neurológicos presentan alteraciones de la señal de RM en la sustancia blanca que tienen un significado incierto.

Clásicamente, los hallazgos radiológicos que componen la enfermedad de pequeño vaso son las lesiones lacunares y las alteraciones de la señal de la sustancia blanca.[2] En fechas recientes, otros hallazgos como los microsagrandos crónicos o las dilataciones de los espacios perivasculares también se han considerado parte del espectro de la enfermedad de pequeño vaso.[3,4]

Las lesiones observadas por RM en la enfermedad de pequeño vaso son básicamente de tres patrones: lesiones en la sustancia blanca, lesiones de morfología lacunar y microsangrados. Sin embargo, en la literatura hay una amplia variedad de definiciones y escalas para describir y cuantificar estas lesiones. En el presente capítulo realizaremos una revisión de los hallazgos radiológicos que caracterizan a la enfermedad de pequeño vaso.

1   Lesiones lacunares

El término «lacunar» proviene del latín *lacune* y significa «pequeña área cavitada». De hecho, es una terminología anatomopatológica utilizada ya en el siglo XIX para describir pequeños agujeros en el interior del parénquima cerebral, sobre todo en los ganglios basales. Sin embargo, este término englobaba tanto pequeños infartos cavitados como dilataciones de los espacios perivasculares, y desde entonces ha habido una extensa confusión terminológica. En la década de 1960, Fisher[5] realizó varios estudios anatomopatológicos en pacientes con sintomatología isquémica lacunar, y correlacionó estas pequeñas cavidades con síndromes clínicamente bien definidos que se denominaron «síndromes lacunares», con lo que se redefinió el concepto de «lacunar» para referirse únicamente a pequeños infartos cerebrales profundos.

Con la aparición de la TC, el concepto anatomopatológico de «lesión lacunar» se trasladó a la neuroimagen, y se describió como lesiones marcadamente hipodensas de tamaño entre 5 y 20 mm localizadas principalmente en los ganglios basales. Sin embargo, hay una gran confusión en la definición de estas lesiones. En un metaanálisis[6] que incluye artículos y una encuesta a investigadores dedicados a la enfermedad de pequeño vaso se ha demostrado una amplia variabilidad para describir una lesión lacunar por la imagen, junto con su localización y tamaño. A modo de ejemplo, un 55 % de los encuestados definían el tamaño de una lesión lacunar entre 3 y 15 mm, un 20 % entre 3 y 20 mm, y un 2,3 % entre 3 y 25 mm.

Aparte del tamaño de la lesión, es importante determinar su localización. Los infartos lacunares están producidos por oclusiones de arterias perforantes profundas y, por lo tanto, deben localizarse en la protuberancia, los ganglios basales (núcleo caudado y lentiforme), la cápsula interna, el tálamo o la sustancia blanca profunda (centros semiovales y corona radiada).[5,6] Puede haber otras causas isquémicas que den lugar a lesiones de tamaño lacunar, pero no en el contexto de un síndrome lacunar, y generalmente son múltiples y de localización cortical o yuxtacortical (cuando la etiología es embólica vasculítica), o en los centros semiovales (cuando haya infartos frontera entre los territorios profundo y superficial). En este último caso las lesiones también suelen ser múltiples y encadenadas, y se asocian a estenosis carotídea importante. Los pacientes con un accidente isquémico transitorio reciente pueden mostrar pequeñas lesiones en los estudios de neuroimagen, localizadas en el córtex en un 54 % a un 62 % de los casos y en los ganglios basales o la sustancia blanca subcortical en un 29 % a un 46 %.[7,8]

En la descripción radiológica de los infartos lacunares debemos diferenciar entre lesiones agudas y crónicas. Las lesiones lacunares agudas, acompañadas de un síndrome clínico lacunar, se manifiestan con un tamaño de entre 3 y 25 mm. Los estudios de TC iniciales pueden ser negativos, pero en ocasiones, y sobre todo en la región talámica, puede observarse una leve hipodensidad en las primeras 24 horas tras el inicio de los síntomas. Recientemente se han implantado los estudios de TC multimodales en la isquemia aguda, que además de un estudio basal incluyen un estudio de perfusión y angiográfico (angio-TC). Sin embargo, se ha demostrado que en los infartos lacunares agudos y en las lesiones isquémicas infratentoriales la sensibilidad de esta técnica es pobre.[9]

Aunque los estudios de RM convencional, con secuencias T1, T2 y FLAIR, tienen una mayor resolución espacial, en ocasiones no son suficientes para detectar un infarto lacunar agudo. En general, las secuencias T2 y FLAIR no visualizan o malinterpretan los infartos lacunares en un 15 % a un 25 % de los casos agudos.[10,11] Esto se debe a que los cambios de señal T2 ocurren más tardíamente (unas 24 horas), y sobre todo a que los casos en que las lesiones lacunares agudas se localizan en los centros semiovales se confunden con lesiones de la sustancia blanca asociadas a patología de pequeño vaso.[10,12]

La técnica de elección para detectar infartos lacunares agudos es la RM con secuencias de difusión (DWI, *Diffusion-Weighted Imaging)*, que permite observar tempranamente después de iniciarse la focalidad neurológica una restricción de la difusión, con una sensibilidad del 94,9 % y una especificidad del 94,1 %.[13] Sin embargo, es importante saber que los estudios de DWI pueden resultar negativos si se realizan durante las primeras 5 horas, y su sensibilidad disminuye notablemente cuando el infarto lacunar se localiza en estructuras infratentoriales.[12] Para obtener información de la difusión de los tejidos no sólo necesitamos las imágenes ponderadas en difusión, sino también el mapa de coeficiente de difusión (ADC, *apparent diffusion coefficient)*. Es en este mapa donde se obtiene la información para saber si la lesión isquémica es reciente, subaguda o crónica. En la fase aguda, la disminución de la difusión del agua libre, causada por la muerte celular, y el posterior paso del agua intersticial al espacio intracelular, se traducirán en un incremento de la señal en la imagen de difusión y en una hiposeñal en el mapa ADC. Posteriormente se observa un componente de edema vasogénico, que comporta un incremento de señal T2, cambiando el patrón de señal. Así pues, en la fase subaguda se mantendrá un incremento de señal en las imágenes de difusión, y también un incremento de señal en el mapa ADC. Por último, en la fase crónica ya no habrá un patrón de disminución de la difusión, sino todo lo contrario. El tejido muerto permite que el agua libre tenga una mayor difusión, y por lo tanto se mostrará con hiposeñal en las imágenes de difusión y con aumento de la señal en el mapa ADC. Geijer *et al.*[14] hicieron un estudio longitudinal para investigar los cambios de señal de la DWI en pacientes con lesiones lacunares, y hallaron que en los primeros quince días desde el inicio de la clínica un 85 % de las lesiones mostraban un aumento de la señal en las imágenes de difusión, y sólo un 75 % de ellas presentaba hiposeñal en el mapa ADC. En el intervalo de tres a siete meses, un 47 % de las lesiones todavía mostraban un incremento de la señal en las imágenes de difusión, pero sólo el 12,5 % presentaba hiposeñal en el mapa ADC. En los estudios realizados después de un año del inicio de los síntomas ya no se observaba incremento de la señal en la imagen de difusión[14] (véase la figura 1).

Algunos estudios han propuesto considerar el tamaño de la lesión inicial, obtenido en la secuencia de difusión, como factor pronóstico del deterioro neurológico en los pacientes con un infarto lacunar agudo del territorio de las arterias lenticuloestriadas. Estos autores[15] indican que un tamaño de la lesión $\geq 0,98\,\mathrm{cm}^2$ medido en la secuencia de difusión es un predictor independiente de infarto lacunar

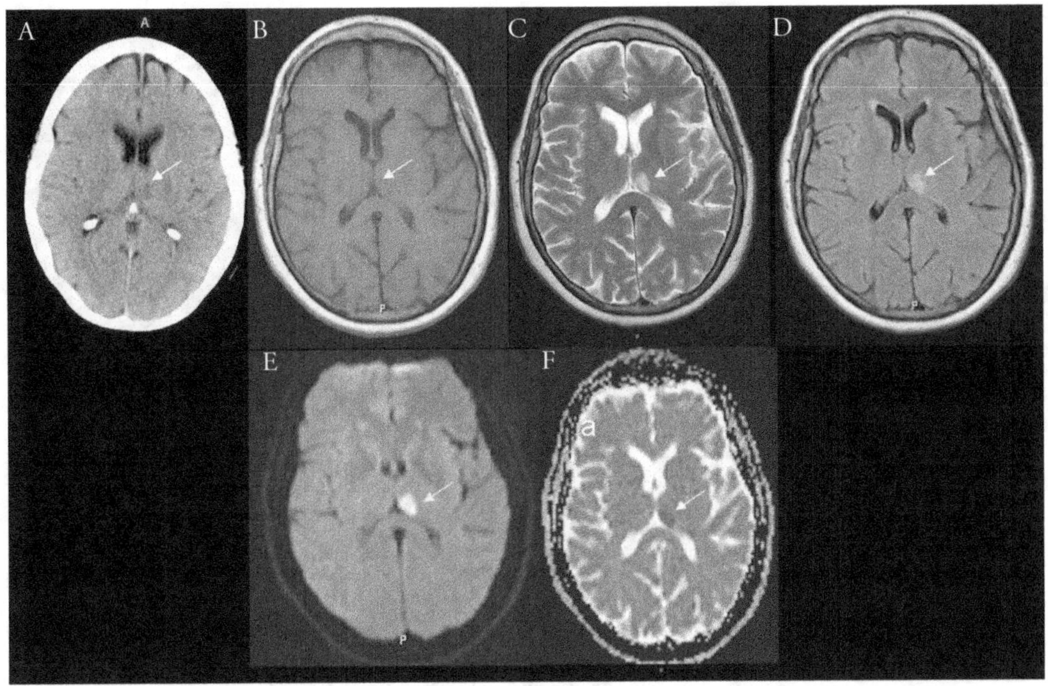

Figura 1.Infarto lacunar agudo en el núcleo talámico. A) TC: lesión tenuamente hipodensa en el tálamo iquierdo. B) RM, secuencia T1: lesión tenuamente hipointensa. C y D) RM, secuencias T2 y FLAIR: lesión hiperintensa. E y F) RM, difusión y ADC: lesión hiperintensa en difusión e hipointensa en ADC.

progresivo.[15] Otro factor relacionado con la progresión de la isquemia es la localización del infarto lacunar en la corona radiada, en particular en la región posterior.[16]

En la fase crónica, típicamente se han descrito los infartos lacunares como lesiones muy hipodensas en la TC, y en los estudios de RM como hipointensas en T1 y en FLAIR con señal idéntica a la del líquido cefalorraquídeo (LCR) e hiperintensas en T2, lo que indica una cavitación de la lesión (véase la figura 2). Sin embargo, no todos los infartos lacunares agudos progresarán a esta fase de cavitación. Se han realizado algunos estudios longitudinales que demuestran que entre un 34 % y un 61 % de los infartos lacunares agudos cavitan. Este amplia variación entre los porcentajes probablemente se deba al intervalo de tiempo en que se realizaron los estudios de seguimiento (6 a 22 meses). Otros factores que parecen contribuir son las lesiones en la sustancia blanca periventricular y la atrofia cerebral subcortical.[17] Este hecho debe tenerse en cuenta en los estudios de cuantificación de las lesiones lacunares, ya que los infartos que no cavitan se confundirán con lesiones de la sustancia blanca relacionadas con patología de pequeño vaso.

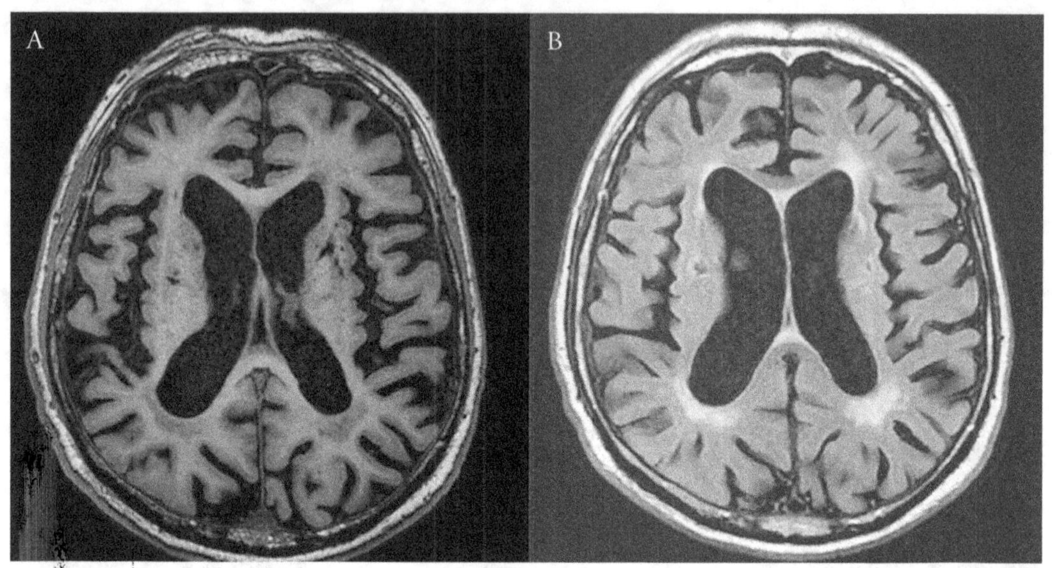

*Figura 2. Presencia de múltiples infartos lacunares crónicos que aparecen isointensos con el LCR
en las secuencias T1 (A) y FLAIR (B); en esta última se observa un ribete hiperintenso.
Nótese la afectación de la sustancia blanca de predominio periventricular,
la dilatación ventricular y la atrofia global.*

En los estudios evolutivos, los infartos lacunares muestran una reducción de su tamaño inicial. Koch *et al.*[18] observaron una disminución del 39 % a los dos años del infarto. La media del diámetro de las lesiones lacunares crónicas se sitúa en unos 10 mm.[18] En general, se considera que el tamaño de un infarto lacunar crónico es de 3 a 15 mm.[6] En ocasiones, la reducción de la lesión es tan importante que ésta puede confundirse con un espacio perivascular. En este sentido, es muy importante conocer la distribución anatómica de los espacios perivasculares, que se sitúan principalmente en el mesencéfalo y las regiones inferiores de los ganglios basales, en particular del núcleo lenticular. Los espacios perivasculares suelen tener una señal idéntica a la del LCR en todas las secuencias, y por lo tanto sólo podrán diferenciarse de los infartos lacunares por su tamaño, siendo éste un parámetro arbitrario ya que hay espacios perivasculares mayores de 2 mm e infartos lacunares que se han reducido a un tamaño parecido al de éstos.

En los pacientes de edad avanzada y normalmente asociadas a enfermedad de pequeño vaso importante, se aprecian múltiples dilataciones de los espacios perivasculares en los ganglios basales, lo que se denomina «estado cribiforme», descrito anatomopatológicamente por Durand-Fardel[19] en 1843. Este patrón cribiforme en los ganglios basales puede coexistir con infartos lacunares, de los cuales en oca-

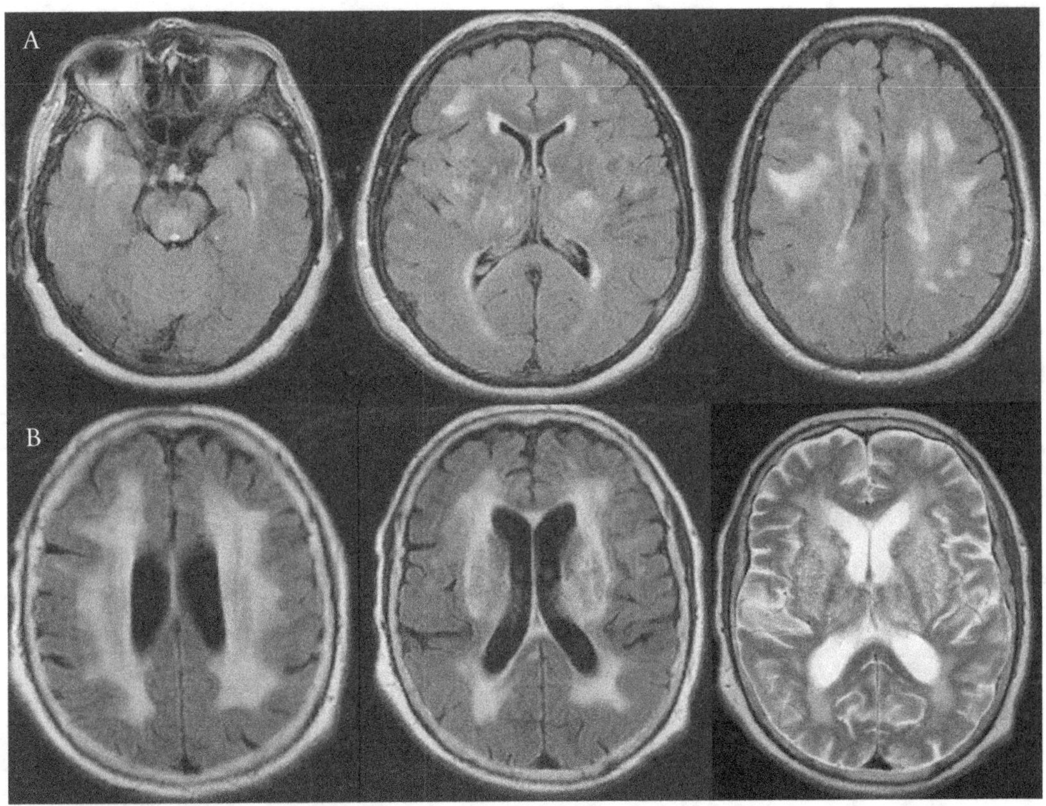

Figura 3. A) CADASIL. Nótese la afectación de la sustancia blanca de predominio temporal y subcortical, así como la afectación de los ganglios basales. B) Enfermedad de Binswanger. Nótese la marcada afectación difusa de la sustancia blanca y de los ganglios basales, que tienen un aspecto de estado cribiforme por la dilatación de los espacios perivasculares.

siones es imposible distinguirlos. En la RM se observan numerosas lesiones puntiformes brillantes en T2 en ambos ganglios basales, mientras que en las secuencias FLAIR y en T1 aparecen con una señal idéntica a la del LCR (véase la figura 3). Si los espacios perivasculares no están muy dilatados, las lesiones pueden pasar desapercibidas en la secuencia FLAIR debido a un efecto de volumen parcial. Las características radiológicas de los infartos lacunares y de los espacios perivasculares se resumen en la tabla 1.

La utilidad clínica de las nuevas técnicas de RM, como el tensor de difusión, todavía no se ha comprobado. La técnica del tensor de difusión permite valorar la integridad de las fibras de la sustancia blanca mediante los mapas de anisotropía fraccional y la tractografía. Ya hay algún estudio que propone que esta técnica, que permite observar cambios microestrucurales en las fibras de la sustancia blanca,

Características de los infartos lacunares						
			RM			
	Tamaño	**TC**	**Difusión**	**T2**	**FLAIR**	**T1**	**Localización**
Agudos	3-25 mm	Levemente hipodensos o normales	↓↓↓	↑ (falsos negativos en 15-25 %)	↑↑ (falsos negativos en 15-25 %)	Normal	Protuberancia, ganglios basales, capsúla interna, tálamo y sustancia blanca profunda
Crónicos	3-20 mm	Tenuemente hipodensos o muy hipodensos	↑↑↑	↑↑	↓ o señal parecida al LCR, halo hiperintenso	↓; señal parecida al LCR	

Características de los espacios perivasculares						
			RM			
	Tamaño	**TC**	**Difusión**	**T2**	**T2/FLAIR**	**T1**	**Localización**
Normales	< 2 mm	Hipodensos	↑↑↑	↑	Isoseñal, señal parecida al LCR o ↓	Isoseñal o ↓	Mesencéfalo, pedúnculos cerebrales, ganglios basales, sustancia blanca subcortical
Dilatados	> 2 mm	Hipodensos	↑↑↑	↑↑	↓↓	↓↓	

Tabla 1. Características radiológicas de los infartos lacunares y de los espacios perivasculares.

puede aportar información sobre el pronóstico de los pacientes al determinar la integridad de la vía corticoespinal.[20]

2   Lesiones en la sustancia blanca

La relación entre la enfermedad de pequeño vaso y los cambios de señal en T2 en la sustancia blanca está bien documentada.[21] Sin embargo, muchos pacientes asintomáticos presentan estas alteraciones de la señal en T2 en la sustancia blanca, e inicialmente se denominaron cambios en la sustancia blanca relacionados con la edad.[22] Estudios longitudinales y multicéntricos han puesto de manifiesto que estos cambios de señal en T2 no son sólo cambios fisiológicos relacionados con la edad, y que dependiendo de su extensión se asocian a deterioro cognitivo, alteraciones motoras o urinarias, depresión y, en definitiva, a una mayor incapacidad y dependencia.[22] Varios factores contribuyen a la extensión de estas alteraciones de la señal en la sustancia blanca, como son la edad, la hipertensión, las enfermedades cardiovasculares y la presencia de infartos lacunares previos.[23]

Las lesiones o las alteraciones de la señal en T2 de la sustancia blanca son de distribución mayoritariamente periventricular, en la sustancia blanca profunda (considerando los centros semiovales, el cuerpo calloso y la cápsula interna y externa como partes de ella), en la sustancia blanca subcortical, adyacente al córtex, sin contactar con la sustancia gris, y de localización infratentorial principalmente en la protuberancia.[22]

La forma de estas lesiones es variable. Pueden aparecer como lesiones puntiformes separadas entre sí (sobre todo si son subcorticales), lesiones de mayor tamaño, irregulares, de distribución parcheada o confluente (en particular si se localizan en la sustancia blanca profunda), y las lesiones periventriculares pueden mostrarse bien definidas, irregulares e incluso confluentes con las lesiones en la sustancia blanca profunda.

Histológicamente estas alteraciones en la sustancia blanca, denominadas leucoaraiosis, corresponden a áreas de desmielinización, pérdida de células gliales y espongiosis. Aunque la patogenia de estos cambios no está bien establecida, se supone que se relacionan con una hipoxia crónica. Los hallazgos histológicos en la leucoaraiosis periventricular difieren en cierta medida de los de la leucoaraiosis de la sustancia blanca profunda. Así, aunque en ambas se observa desmielinización, astrocitosis, pérdida axonal y cambios microcíticos en los neurofilamentos, en la leucomalacia periventricular predomina una disrupción de la capa ependimaria, junto con gliosis subependimaria, mientras que las lesiones puntiformes en la sustancia blanca corresponden a una reducción perivascular menor del contenido de mielina, posiblemente debido a una disminución de la permeabilidad de las arteriolas, que muestran un engrosamiento de la pared vascular. Cuando las lesiones en la sustancia blanca son confluentes, los cambios histológicos son concordantes con una microangiopatía avanzada, lo cual indica una amplia afectación isquémica.[24]

La prevalencia de estas lesiones en los pacientes asintomáticos varía según las series, entre un 20 % y un 60 % para las hiperintensidades en la sustancia blanca subcortical y profunda, y entre un 15 % y un 94 % para los cambios de señal periventriculares. Esta amplia variación posiblemente se debe a las diferentes características de la población evaluada y a las diversas medidas utilizadas para graduar las hiperintensidades en la sustancia blanca.[24]

En los estudios de TC, las lesiones en la sustancia blanca se observan como una disminución de la densidad, que puede presentarse en forma de áreas aisladas parcheadas y en ocasiones confluentes. Tales alteraciones de la sustancia blanca se han denominado leucoaraiosis, término patológico muy usado en los informes radiológicos de TC y RM que describe la enfermedad de pequeño vaso. Sin embargo, la TC es poco sensible para detectar lesiones puntiformes. Sin duda, la RM es una técnica mucho más sensible para detectar alteraciones de la sustancia blanca. Aunque las secuencias potenciadas en T2 son útiles para observar estas alteraciones de la señal en la sustancia blanca, la secuencia óptima para detectar lesiones supratentoriales es la FLAIR, que se caracteriza por anular la señal normal del LCR y destacar así las alteraciones de señal en T2 intraparenquimatosas. Esta secuencia nos permite distinguir también entre espacios perivasculares dilatados, que aparecerán hipointensos (igual que el LCR de los ventrículos), e infartos lacunares cavitados. Es importante recordar que esta secuencia tiene una menor sensibilidad para detectar lesiones en la fosa posterior.[25]

Es indiscutible que hay una relación entre la presencia y la extensión de las lesiones en la sustancia blanca y las funciones cognitivas, e incluso con la demencia,[26] y por ello se han elaborado diversas escalas visuales con el propósito de calcular la extensión y la progresión de estas alteraciones de la señal de la sustancia blanca. Hay al menos ocho escalas que utilizan la TC, y 26 estudios que emplean diferentes escalas en la RM.[27,28] Basándose en la gran diversidad de escalas visuales, la European Task Force for Age-Related White Matter Changes ha hecho un esfuerzo para unificar criterios, primero describiendo una escala que pueda utilizarse tanto en la TC como en la RM y, segundo, comparando la concordancia entre las tres escalas más utilizadas en la literatura y entre los estudios cuantitativos volumétricos. Respecto al primer punto, Wahlund *et al.*[29] elaboraron una escala visual, denominada ARWMC *(Age-Related White Matter Changes rating scale),* que separa las lesiones de los ganglios basales de las que se observan en la sustancia blanca, con cuatro categorías que van desde no lesiones a lesiones confluentes. Además, esta escala clasifica las lesiones según cinco regiones distintas en cada hemisferio: lóbulo frontal, regiones parietooccipitales, lóbulo temporal, región infratentorial (incluye el cerebelo y el tronco del encéfalo) y ganglios basales (incluyendo el núcleo lenticular, el caudado, el núcleo pálido, el tálamo, las cápsulas interna y externa, y la ínsula). Esta escala ha sido validada, con buena fiabilidad interobservador, tanto para la TC como para la RM.[29] Respecto a la comparación de escalas, entre las más utilizadas se ha demostrado una buena fiabilidad interobservador, pero las más robustas son la de Fazekas *et al.*[30] y la de Scheltens *et al.*[31] Es importante destacar que no se han encontrado diferencias significativas entre estas escalas, la ARWMC y las medidas volumétricas cuantitativas.[32] La diferencia entre las escalas de Fazekas y de Scheltens con la ARWMC es que esta última no tiene en cuenta las lesiones periventriculares.

En general, la European Task Force Age-Related White Matter Changes considera que la escala visual ideal para estudios científicos debería incluir la distribución anatómica junto con la gravedad de las lesiones en la sustancia blanca, y además distinguir entre la sustancia blanca profunda y la periventricular, probablemente porque su origen sea diferente. Por supuesto, debe ser una gradación fácil y rápida de elaborar, y reproducible.

Sin embargo, en la práctica clínica este grupo aconseja utilizar una escala sencilla, como la de Fazekas, que separa las lesiones de la sustancia blanca profunda de las periventriculares con una gradación entre 0 y 3, siguiendo criterios parecidos a los de la ARWMC.

Como resumen, en la práctica clínica se considera que la afectación es leve si las lesiones son puntiformes, aisladas y poco numerosas; moderada si las lesiones son confluentes en la sustancia blanca profunda y moderadamente irregulares en las regiones periventriculares; y grave cuando las lesiones son extensas y afectan a gran parte de la sustancia blanca profunda, confluyendo con las lesiones periventriculares. Si la afectación es moderada o grave se producen alteraciones cognitivas, mientras que si la afectación es leve los pacientes suelen ser asintomáticos.

Finalmente, cabe recordar que hay enfermedades que se caracterizan por la afectación de los pequeños vasos, como el CADASIL *(cerebral autosomal dominant arteriopathy with subcortical infarcts and leukoencephalopathy)* y la enfermedad de Binswanger. El CADASIL es una enfermedad autosómica dominante que se caracteriza por una arteriopatía cerebral que provoca infartos subcorticales y leucoencefalopatía. En las fases avanzadas, los estudios de RM suelen mostrar una afectación grave de la sustancia blanca, aunque en fases más iniciales es bastante característica la afectación de la sustancia blanca de los polos temporales.[33] La enfermedad de Binswanger es una encefalitis subcortical crónica progresiva que se asocia a deterioro mental progresivo y que se caracteriza por una marcada afectación de la sustancia blanca profunda, con grandes extensiones difusas de la señal de ésta en las secuencias potenciadas en T2. La causa de esta enfermedad no es del todo conocida y podría estar relacionada con la misma enfermedad CADASIL, la angiopatía amiloidea y la hipertensión arterial[34] (véase la figura 3).

Las nuevas técnicas de RM, como el tensor de difusión, están aportando información precoz de los cambios que se suceden en la sustancia blanca, relacionados

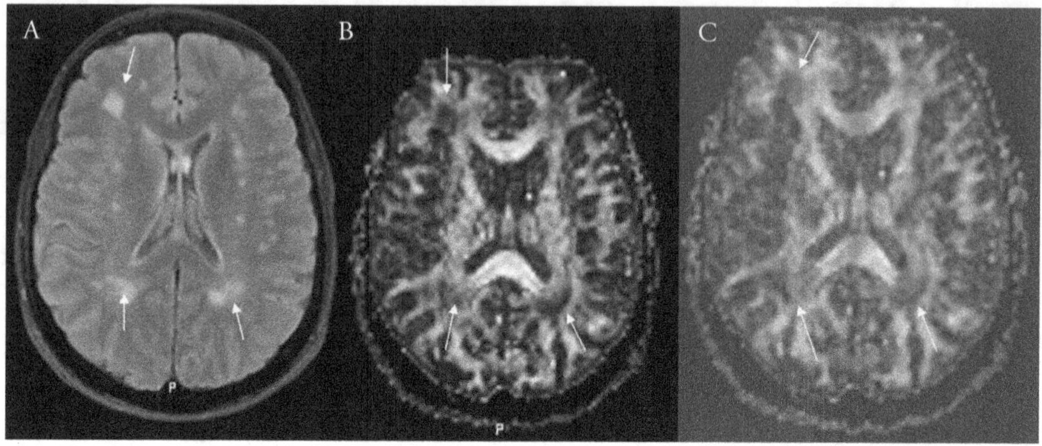

*Figura 4. A) RM en secuencia FLAIR que muestra áreas parcheadas en la sustancia blanca,
con alteración de la señal T2. B) Mapa de FA que muestra una marcada pérdida de la anisotropía
en esas áreas, que aparecen con menor señal (flechas). C) Mapa color de FA donde se observa una pérdida de
la integridad de las fibras en las regiones con alteración de la sustancia blanca. La direccionalidad
de los tractos se representa en distinto color, y desaparece el color verde correspondiente a las fibras
asociativas en las regiones donde hay una alteración de la sustancia blanca (flechas).*

por ejemplo con la hipertensión arterial. Gons *et al.*[35] observaron, en más de 500 sujetos, un descenso de la fracción de anisotropía en los hipertensos, aunque en los estudios de RM convencional no mostraban alteraciones. La fracción de anisotropía es un marcador, obtenido con las secuencias de tensor de difusión, que aporta información sobre la integridad microestructural de las fibras de la sustancia blanca basándose en la difusión del agua libre intersticial entre ellas. En la patología de la sustancia blanca hay una alteración en la conducción de la información y, por lo tanto, existe una relación entre la función cognitiva y los cambios microestructurales que se observan con el tensor de difusión (véase la figura 4).

Por último, la aplicación de estudios de perfusión cerebral sin necesidad de administrar contraste intravenoso, como el ASL *(Arterial Spin Labeling)*, está permitiendo estudiar la repercusión de la enfermedad de pequeño vaso en la perfusión cerebral, y han demostrado una moderada disminución de ésta.[36]

3   Microsangrados

Los microsangrados son pequeñas colecciones de productos derivados de sangre antigua, principalmente la hemosiderina contenida en el interior de los macrófagos en el espacio intersticial o perivascular. En los estudios histológicos, los microsangrados se observan en los capilares, las pequeñas arterias y las arteriolas. Además, los microsangrados ocurren independientemente de la existencia de depósitos de amiloide en el lugar donde se producen.[37]

La presencia de microsangrados se ha relacionado con la hipertensión y con la angiopatía amiloidea, con una distribución más central (ganglios basales) en la hipertensión y más lobar en la angiopatía. Sin embargo, cuando la enfermedad de pequeño vaso es avanzada, la distribución de los microsangrados es más difusa[38] (véase la figura 5).

También se han observado microsangrados en la enfermedad de Alzheimer y en la depresión. Es evidente que la presencia de microsangrados es un marcador de gravedad de la patología vascular, y un estudio[4] con casi 4.000 sujetos demostró una correlación negativa entre la función cognitiva y el número de microsangrados.

En los estudios de RM, los microsangrados aparecen como pequeñas lesiones puntiformes de 5 a 10 mm de diámetro, dependiendo de la secuencia y el campo magnético utilizados. Algunas secuencias son mucho más sensibles para detectar estos microsangrados, ya que la hemosiderina tiene propiedades paramagnéticas relacionadas con el depósito de hierro. Estas secuencias son las de gradiente eco T2* y la de susceptibilidad magnética; esta última es más novedosa y más sensible

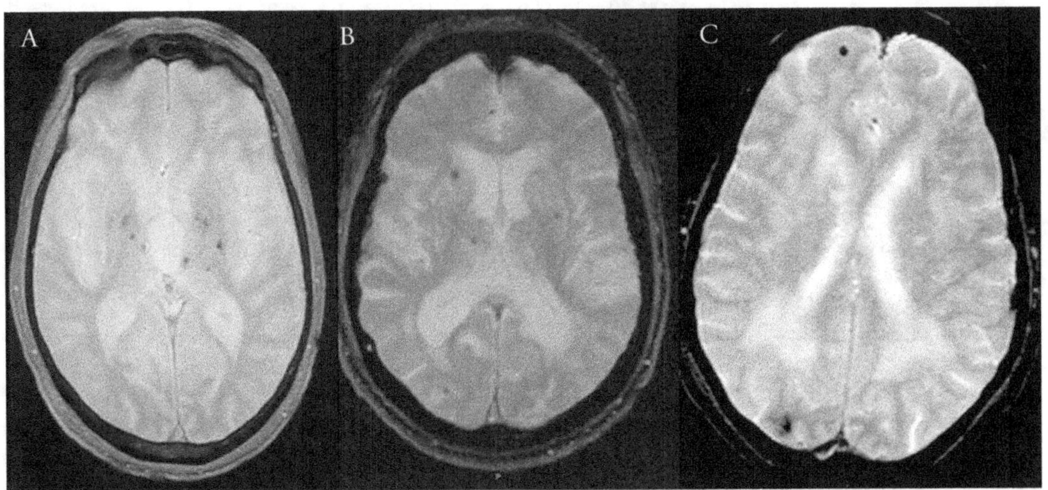

Figura 5. Localización de microsangrados. A) Distribución en los ganglios basales, asociada a menor afectación de la sustancia blanca. B) Distribución mixta subcortical y en los ganglios basales, con mayor afectación de la sustancia blanca. C) Afectación periférica subcortical, con importante afectación de la sustancia blanca (angiopatía amiloidea).

a las alteraciones de susceptibilidad magnética (como su nombre indica), pero al mismo tiempo produce más falsos positivos.

Ciertas causas pueden provocar lesiones parecidas a los microsangrados, como son principalmente los vasos piales, la mineralización (sobre todo en los ganglios basales) y los propios artefactos de susceptibilidad mágnetica que provoca la interfase aire-hueso en las regiones temporales y frontales. Es importante recalcar que los escáneres de RM de alto campo son mucho más sensibles para detectar estos microsangrados, pero dan lugar a más artefactos.

Se han creado algunas escalas para cuantificar los microsangrados, pero con el objetivo de homogeneizar la cuantificación se han elaborado una guía y una escala que tiene en cuenta la localización, el tamaño y el número de los microsangrados, y también contempla la posibilidad de que sean artefactos. Esta escala se denomina BOMBS *(Brain Observer MicroBleed Scale).*[39]

Bibliografía

1. Norrving B. Long-term prognosis after lacunar infarction. Lancet Neurol. 2003; 2: 238-45.
2. van der Flier WM, van Straaten EC, Barkhof F, Verdelho A, Madureira S, Pantoni L, *et al.* Small vessel disease and general cognitive function in nondisabled elderly: the LADIS study. Stroke. 2005; 36: 2116-20.
3. Doubal FN, MacLullich AM, Ferguson KJ, Dennis MS, Wardlaw JM. Enlarged perivascular spaces on MRI are a feature of cerebral small vessel disease. Stroke. 2010; 41: 450-4.
4. Poels MM, Ikram MA, van der LA, Hofman A, Niessen WJ, Krestin GP, *et al.* Cerebral microbleeds are associated with worse cognitive function: the Rotterdam Scan Study. Neurology. 2012; 78: 326-33.
5. Fisher CM. Lacunes: small, deep cerebral infarcts. 1965. Neurology. 1998; 50: 841.
6. Potter GM, Marlborough FJ, Wardlaw JM. Wide variation in definition, detection, and description of lacunar lesions on imaging. Stroke. 2011; 42: 359-66.
7. Ay H, Oliveira-Filho J, Buonanno FS, Schaefer PW, Furie KL, Chang YC, *et al.* 'Footprints' of transient ischemic attacks: a diffusion-weighted MRI study. Cerebrovasc Dis. 2002; 14: 177-86.
8. Rovira A, Rovira-Gols A, Pedraza S, Grive E, Molina C, Álvarez-Sabin J. Diffusion-weighted MR imaging in the acute phase of transient ischemic attacks. Am J Neuroradiol. 2002; 23: 77-83.
9. Eckert B, Kusel T, Leppien A, Michels P, Muller-Jensen A, Fiehler J. Clinical outcome and imaging follow-up in acute stroke patients with normal perfusion CT and normal CT angiography. Neuroradiology. 2011; 53: 79-88.
10. Oliveira-Filho J, Ay H, Schaefer PW, Buonanno FS, Chang Y, Gonzalez RG, *et al.* Diffusion-weighted magnetic resonance imaging identifies the "clinically relevant" small-penetrator infarcts. Arch Neurol. 2000; 57: 1009-14.
11. Yonemura K, Kimura K, Minematsu K, Uchino M, Yamaguchi T. Small centrum ovale infarcts on diffusion-weighted magnetic resonance imaging. Stroke. 2002; 33: 1541-4.
12. Gass A, Ay H, Szabo K, Koroshetz WJ. Diffusion-weighted MRI for the "small stuff": the details of acute cerebral ischaemia. Lancet Neurol. 2004; 3: 39-45.
13. Lai PH, Li JY, Chang CY, Wu MT, Lo YK, Chung PC. Sensitivity of diffusion-weighted

magnetic resonance imaging in the diagnosis of acute lacunar infarcts. J Formos Med Assoc. 2001; 100: 370-6.

14. Geijer B, Lindgren A, Brockstedt S, Stahlberg F, Holtas S. Persistent high signal on diffusion-weighted MRI in the late stages of small cortical and lacunar ischaemic lesions. Neuroradiology. 2001; 43: 115-22.

15. Takase K, Murai H, Tasaki R, Miyahara S, Kaneto S, Shibata M, *et al.* Initial MRI findings predict progressive lacunar infarction in the territory of the lenticulostriate artery. Eur Neurol. 2011; 65: 355-60.

16. Nagakane Y, Naritomi H, Oe H, Nagatsuka K, Yamawaki T. Neurological and MRI findings as predictors of progressive-type lacunar infarction. Eur Neurol. 2008; 60: 137-41.

17. Potter GM, Doubal FN, Jackson CA, Chappell FM, Sudlow CL, Dennis MS, *et al.* Counting cavitating lacunes underestimates the burden of lacunar infarction. Stroke. 2010; 41: 267-72.

18. Koch S, McClendon MS, Bhatia R. Imaging evolution of acute lacunar infarction: leukoariosis or lacune? Neurology. 2011; 77: 1091-5.

19. Durand-Fardel M. Traité du ramollissement du cerveau. Paris; J.B. Bailliére; 1843.

20. Lai C, Zhang SZ, Liu HM, Zhou YB, Zhang YY, Zhang QW, *et al.* White matter tractography by diffusion tensor imaging plays an important role in prognosis estimation of acute lacunar infarctions. Br J Radiol. 2007; 80: 782-9.

21. Pantoni L. Cerebral small vessel disease: from pathogenesis and clinical characteristics to therapeutic challenges. Lancet Neurol. 2010; 9: 689-701.

22. Poggesi A, Pantoni L, Inzitari D, Fazekas F, Ferro J, O'Brien J, *et al.* 2001-2011: a decade of the LADIS (Leukoaraiosis And DISability) study: what have we learned about white matter changes and small-vessel disease? Cerebrovasc Dis. 2011; 32: 577-88.

23. Basile AM, Pantoni L, Pracucci G, Asplund K, Chabriat H, Erkinjuntti T, *et al.* Age, hypertension, and lacunar stroke are the major determinants of the severity of age-related white matter changes. The LADIS (Leukoaraiosis and Disability in the Elderly) study. Cerebrovasc Dis. 2006; 21: 315-22.

24. Fazekas F, Schmidt R, Kleinert R, Kapeller P, Roob G, Flooh E. The spectrum of age-associated brain abnormalities: their measurement and histopathological correlates. J Neural Transm Suppl. 1998; 53: 31-9.

25. Barkhof F, Scheltens P. Imaging of white matter lesions. Cerebrovasc Dis. 2002; 13 (Suppl 2): 21-30.

26. Desmond DW. Cognition and white matter lesions. Cerebrovasc Dis. 2002; 13 (Suppl 2): 53-7.

27. Scheltens P, Erkinjunti T, Leys D, Wahlund LO, Inzitari D, del Ser T, *et al.* White matter changes on CT and MRI: an overview of visual rating scales. European Task Force on Age-Related White Matter Changes. Eur Neurol. 1998; 39: 80-9.

28. Fazekas F, Barkhof F, Wahlund LO, Pantoni L, Erkinjuntti T, Scheltens P, *et al.* CT and MRI rating of white matter lesions. Cerebrovasc Dis. 2002; 13 (Suppl 2): 31-6.

29. Wahlund LO, Barkhof F, Fazekas F, Bronge L, Augustin M, Sjogren M, *et al.* A new rating scale for age-related white matter changes applicable to MRI and CT. Stroke. 2001; 32: 1318-22.

30. Fazekas F, Chawluk JB, Alavi A, Hurtig HI, Zimmerman RA. MR signal abnormalities at 1.5 T in Alzheimer's dementia and normal aging. Am J Roentgenol. 1987; 149: 351-6.

31. Scheltens P, Barkhof F, Leys D, Pruvo JP, Nauta JJ, Vermersch P, *et al.* A semiquantitive rating scale for the assessment of signal hyperintensities on magnetic resonance imaging. J Neurol Sci. 1993; 114: 7-12.

32. Kapeller P, Barber R, Vermeulen RJ, Ader H, Scheltens P, Freidl W, *et al.* Visual rating of age-related white matter changes on magnetic resonance imaging: scale comparison, inter-rater agreement, and correlations with quantitative measurements. Stroke. 2003; 34: 441-5.

33. Markus HS, Martin RJ, Simpson MA, Dong YB, Ali N, Crosby AH, *et al.* Diagnostic strategies in CADASIL. Neurology. 2002; 59: 1134-8.

34. Loeb C. Binswanger's disease is not a single entity. Neurol Sci. 2000; 21: 343-8.

35. Gons RA, de Laat KF, van Norden AG, van Oudheusden LJ, van UI, Norris DG, *et al.* Hypertension and cerebral diffusion tensor imaging in small vessel disease. Stroke. 2010; 41: 2801-6.

36. Bastos-Leite AJ, Kuijer JP, Rombouts SA, Sanz-Arigita E, van Straaten EC, Gouw AA, *et al.* Cerebral blood flow by using pulsed arterial spin-labeling in elderly subjects with white matter hyperintensities. Am J Neuroradiol. 2008; 29: 1296-301.

37. Fisher M, French S, Ji P, Kim RC. Cerebral microbleeds in the elderly: a pathological analysis. Stroke. 2010; 41: 2782-5.

38. Werring DJ, Gregoire SM, Cipolotti L. Cerebral microbleeds and vascular cognitive impairment. J Neurol Sci. 2010; 299: 131-5.

39. Cordonnier C, Potter GM, Jackson CA, Doubal F, Keir S, Sudlow CL, *et al.* Improving inter-rater agreement about brain microbleeds: development of the Brain Observer MicroBleed Scale (BOMBS). Stroke. 2009; 40: 94-9.

Capítulo 6

Biomarcadores en el ictus lacunar

I. Riba Llena

Laboratorio de Investigación Neurovascular
Hospital Vall d'Hebron
Universitat Autònoma de Barcelona
Barcelona

Correspondencia:
Dra. Iolanda Riba Llena
yriba@ir.vhebron.net

Introducción

En el ictus isquémico, una zona del cerebro deja de recibir su aporte sanguíneo y con ello resulta difícil mantener el metabolismo y el funcionamiento normal de la unidad neurovascular.

En el campo de los biomarcadores para la isquemia se están experimentando grandes progresos en la búsqueda y la validación de nuevas moléculas que sean útiles en el diagnóstico, el tratamiento y el pronóstico de los pacientes con enfermedad vascular cerebral.

Hasta el momento se han descrito varias fases y biomarcadores implicados en la cascada isquémica hasta llegar a la necrosis del tejido (véase la figura 1).

1 ¿Para qué sirven los biomarcadores en la enfermedad vascular cerebral?

Un biomarcador es una molécula que se obtiene de un fluido del organismo vivo, en nuestro caso el humano, en un proceso fisiológico o patológico. Suplementa

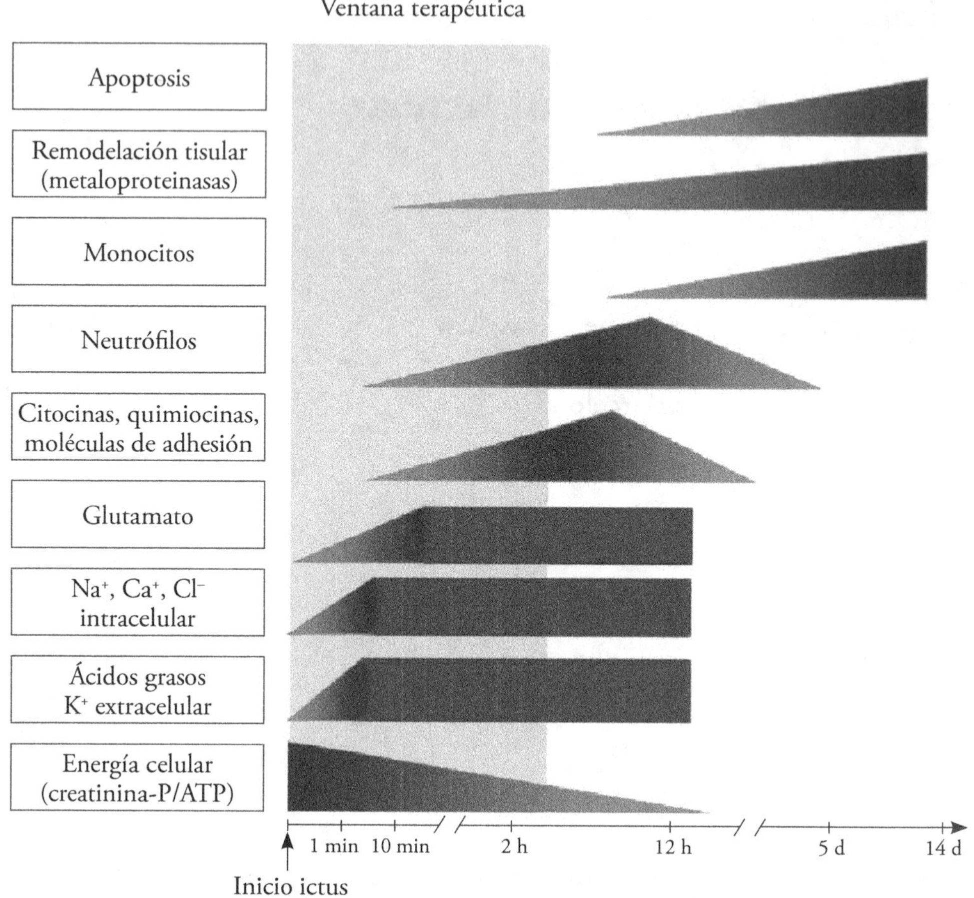

Figura 1. Procesos fisiopatológicos en el ictus cerebral. Representación del aumento/disminución de los difererentes procesos según el tiempo. (Reproducida de: García Berrocoso T, Mendioroz M. Biomarcadores de isquemia cerebral transitoria. En: Montaner J, editor. Ataque isquémico transitorio. Barcelona: Marge Médica Books; 2009.)

los datos clínicos y de las exploraciones complementarias, y puede ayudar en el diagnóstico, la toma de decisiones terapéuticas, la monitorización de la respuesta al tratamiento o el pronóstico del enfermo individual.

En los últimos años se ha extendido el uso de biomarcadores en la práctica clínica, en particular en las enfermedades cardiovasculares. Como ejemplo más significativo cabe citar la determinación de las troponinas, enzimas liberadas al torrente sanguíneo tras la necrosis de los miocitos, que nos ayudan en el diagnóstico, la estratificación del riesgo, el pronóstico y la guía del tratamiento en el síndrome coronario agudo. Otro ejemplo es el péptido natriurético cerebral, una neurohormona liberada por los ventrículos cardiacos, y en concreto su proforma, las cuales se encuentran elevadas en la disfunción ventricular y se correlacionan con la gravedad y el pronóstico individual en la insuficiencia cardiaca, y que también son útiles en el diagnóstico etiológico de la disnea. Uno de los biomarcadores conocidos desde más antiguo es el dímero D (DD), un producto de degradación de la fibrina que tiene un alto valor predictivo negativo en la sospecha de enfermedad tromboembólica venosa. Y por último, las cifras de lipoproteínas de baja densidad se utilizan para establecer la necesidad del tratamiento con estatinas.

En el caso de las enfermedades vasculares cerebrales, los biomarcadores podrían ser útiles para entender diversos aspectos del proceso fisiopatólogico y mejorar la asistencia, ayudándonos tanto en el diagnóstico y en la elección del tratamiento en fase aguda como en la determinación del pronóstico y el ajuste de las medidas de prevención secundaria de la enfermedad. No obstante, en la actualidad no se dispone de ningún biomarcador que se use de manera generalizada en la clínica.

El biomarcador ideal en el diagnóstico inicial del ictus sería aquel que permitiera diferenciar de manera rápida, efectiva y con bajo coste la naturaleza isquémica o hemorrágica del proceso, y distinguirlo del resto de las afecciones que simulan sus síntomas (crisis comicial, síncope, migraña con aura, encefalopatía hipertensiva, trastorno por conversión, etc.). Además, tendría implicaciones terapéuticas, pues el tratamiento para el ictus isquémico y hemorrágico es diferente y sólo se dispone de tratamiento específico para el ictus isquémico con activador del plasminógeno tisular recombinante (rTPA) intravenoso, que tiene una estrecha ventana temporal de actuación. De este modo, podría iniciarse el tratamiento precoz del ictus isquémico, incluso en la atención prehospitalaria (ambulancia, centro de atención primaria), con lo cual aumentaría su disponibilidad y mejoraría el resultado. En cuanto al tratamiento con rTPA, sería de gran ayuda un biomarcador que permitiera estratificar la respuesta al tratamiento y sus posibles complicaciones. Para la estratificación del tratamiento necesitaríamos un biomarcador que, de manera rápida y efectiva, nos informara acerca de la posibilidad de que el paciente no responda adecuadamente, con persistencia de la oclusión, con una recanalización incompleta o con una reoclusión precoz de la arteria, para poder modificar el tratamiento o instaurar otros (por ejemplo, fibrinólisis intraarterial). Para evitar las complicaciones del tratamiento con rTPA sería necesario un biomarcador que indicara el riesgo de transformación hemorrágica, que ocurre en un porcentaje no desdeñable de los pacientes (el 10 %), y nos permitiera ajustar la dosis individualmente.

En cuanto a la etiología del ictus isquémico, hasta en el 30 % de los pacientes con un primer ictus no se descubre la causa y son dados de alta con el diagnóstico de ictus de causa indeterminada según la clasificación TOAST *(Trial of ORG 10172 in Acute Stroke Treatment).*[1] En esta fase, el biomarcador debería ayudarnos a disminuir dicho porcentaje, y facilitar la instauración de una prevención secundaria específica acorde a la causa que ha producido el ictus.

El ictus lacunar tiene un mejor pronóstico a corto plazo, es decir, tiene una menor mortalidad y morbilidad, con un grado inferior de discapacidad, respecto al resto de los ictus de otras causas. No obstante, su pronóstico a medio y largo plazo no es tan bueno; en algunos estudios llega a igualarse con el pronóstico de los infartos no lacunares, y tiene similar riesgo de nuevos ictus y muerte de causa vascular.[2] Además, el riesgo de deterioro cognitivo aumenta a medida que progresa la enfermedad de pequeño vaso.[3] Por lo tanto, un biomarcador que nos indicara un mayor riesgo de recidiva o de progresión a demencia nos ayudaría a mejorar las estrategias de prevención secundaria para la enfermedad de pequeño vaso (intensificación del tratamiento médico, estrecho seguimiento médico y neurológico, etc.). Por otro lado, puesto que el ictus lacunar es de pequeño tamaño (menor de 15 mm), su identificación con las técnicas de imagen habituales puede ser dificultosa, bien porque la lesión sea muy pequeña y el resonador utilizado tenga poca potencia, bien porque la lesión sea difícil de localizar con la técnica utilizada (por ejemplo, pacientes con clínica de infarto del tronco encefálico a quienes se practica una tomografía computarizada cerebral, la cual tiene una baja sensibilidad para la detección de infartos en este territorio), o bien porque al paciente no se le pueda someter a una RM craneal (por ejemplo, pacientes que llevan marcapasos), que es la prueba con mayor sensibilidad para su detección. Por lo tanto, un biomarcador nos podría ayudar en el diagnóstico de estos casos con pruebas de imagen negativas. También debería auxiliarnos en el diagnóstico diferencial con las situaciones que simulan un ictus. En cuanto a la etiología del ictus lacunar, el biomarcador sería de utilidad para diferenciar las causas más comunes, que son la hipertensión y la diabetes, del resto (embolia carotídea, angiopatía amiloidea, enfermedades hematológicas como la policitemia verdadera o la trombocitemia esencial, enfermedades autoinmunitarias como el síndrome antifosfolípido primario o el lupus eritematoso sistémico, causas infecciosas como la neurolúes y la infección por el virus de la inmunodeficiencia humana, etc.).

2 Biomarcadores en el ictus lacunar

En este apartado se comentan la mayoría de los biomarcadores descritos hasta la fecha en relación con el ictus lacunar aislado y con otras lesiones asociadas a la enfermedad de pequeño vaso, agrupados por familias, en función del proceso fisiopatológico en que están implicados (véase la tabla 1).

2.1 Los neurotransmisores

Cuando cesa la producción de trifosfato de adenosina en la célula, como consecuencia de la interrupción del flujo sanguíneo, se produce una entrada masiva de calcio que media la salida al espacio extracelular de neurotransmisores tóxicos para las neuronas, en especial glutamato (excitotoxicidad mediada por glutamato).

Los valores altos de glutamato y bajos de ácido gamma-aminobutírico (GABA) en plasma durante las primeras 24 horas se asocian de manera independiente con el empeoramiento neurológico en el ictus isquémico. Además, el desequilibrio entre los efectos neurotóxicos del glutamato y los efectos neuroprotectores del GABA puede tener un papel en la fisiopatología del ictus lacunar progresivo, el que empeora como mínimo un punto en la *Escala de ictus canadiense* (CSS, *Canadian Stroke Scale)*, puesto que la neurotoxicidad por glutamato no depende del volumen del infarto ni de cambios relevantes en el flujo cerebral.[4]

2.2 Estrés oxidativo

El óxido nítrico (NO) participa en el mantenimiento del flujo cerebral. Sin embargo, tras la isquemia cerebral y sobre todo tras la reperfusión aumentan las especies reactivas de oxígeno, sobrepasando los mecanismos endógenos de eliminación, y se inician rutas que conducen a la muerte celular. Los radicales libres de oxígeno participan en la rotura de la barrera hematoencefálica y en el edema cerebral.

Un inhibidor endógeno del NO (dimetilarginina asimétrica) se ha correlacionado con el riesgo de ictus, la mortalidad cardiovascular y la disfunción endotelial, y de manera inconstante con el grado de las lesiones de la sustancia blanca.[5] Varios estudios de polimorfismos del gen de la óxido nítrico sintasa endotelial (NOSe) han dado resultados contradictorios; es el caso, por ejemplo, de una variable de

Proceso fisiopatológico o tipo de molécula	Ictus lacunar	Enfermedad de pequeño vaso (lesiones de la sustancia blanca)
Neurotransmisión	*GABA* *Glutamato*	
Estrés oxidativo	Ins/Del intrón 4b gen NOSe	*NO*
Inflamación	*CD40L* *Interleucina-1* 174 G/C y -572G/C gen interleucina-6 *TNF-α*, -308G/A gen TNF-α *PCR* *MCP-1* *ICAM-1* gen MMP-2* *MMP-9*	*CD40L* 174 G/C gen interleucina-6 *PCR* *ICAM* *sE-selectina* *sI-CAM* gen MMP-2* *MMP-9*
Hemostasia	-7351C/T gen tPA *Fibrinógeno*, -455G/C gen fibrinógeno *DD* *TB* *PF-4* *Volumen plaquetar medio* *TF* *TFPI* *TAFI*	*tPA* *PAI-1*, 4G/5G gen PAI-1 *TF* *TFPI* *Lp-PLA2* Val34Leu gen factor XIII coagulación P1A1/A2 gen GPIIb/IIIa
Sistema renina-angiotensina-aldosterona	Ins/Del gen ECA	HaplotipoB gen AG rs1043994, rs10404382, rs10423702 y rs1043997 gen Notch 3

Continúa

Proceso fisiopatológico o tipo de molécula	Ictus lacunar	Enfermedad de pequeño vaso (lesiones de la sustancia blanca)
Moléculas asociadas a factores de riesgo vascular clásicos	*Glucosa* *Triglicéridos* *Colesterol* *Microalbuminuria* *Homocisteína*	*Microalbuminuria** *Homocisteína* *Vitamina B12* C667T gen MTHFR

AG: angiotensinógeno; DD: dímero D; GABA: ácido gamma-aminobutírico; ICAM: molécula de adhesión intercelular; Lp-PLA2: fosfolipasa A2 asociada a lipoproteínas MCP-1: proteína quimioatrayente de monocitos 1; MMP: metaloproteinasas de la matriz; MTHFR: metilenotetrahidrofolato reductasa; NO: óxido nítrico; NOSe, óxido nítrico sintasa endotelial; PAI-1: inhibidor del activador del plasminógeno de tipo 1; PCR: proteína C reactiva; PF-4: factor plaquetario 4; TAFI: inhibidor de la fibrinólisis activable por trombina; TB: trombomodulina; TF, factor tisular; TFPI: inhibidor de la vía del factor tisular; TNF-α: factor de necrosis tumoral alfa; tPA: activador del plasminógeno tisular.

Tabla 1. Biomarcadores estudiados en el ictus lacunar aislado y en la enfermedad de pequeño vaso cerebral consistente especialmente en lesiones de la sustancia blanca asociadas a isquemia. Las proteínas implicadas se destacan en cursiva, los genes y los polimorfismos genéticos implicados aparecen en redonda, y los biomarcadores estudiados también en microsangrados cerebrales se indican con un asterisco.

inserción/deleción en el intrón 4b de este gen, que se ha visto implicada tanto en el ictus lacunar como en la protección frente a él.[6]

2.3 *Mediadores de la inflamación*

Las moléculas inflamatorias se encuentran en el centro de la cascada isquémica y han sido ampliamente estudiadas en el infarto isquémico.

Las moléculas de adhesión, como las selectinas (P-selectina, E-selectina y L-selectina), las integrinas (CD-41, CD-104, y CD-11b/18) y las moléculas de la superfamilia de las inmunoglobulinas (ICAM *[intercellular adhesion molecule]* y VCAM *[vascular cell adhesion molecule]),* median las interacciones de leucocitos y células endoteliales, y están implicadas en la infiltración de los leucocitos en el parénquima cerebral, que es el primer paso de la respuesta inflamatoria. La sE-selectina y la sI-CAM reclutan leucocitos a su alrededor, originan la adhesión leucocitaria y se encuentran elevadas tanto en los pacientes con un ictus de arteria grande cerebral como en aquellos con encefalopatía subcortical de origen vascular, una enfermedad que causa ictus de pequeño vaso.[7] La ICAM se ha encontrado elevada en estudios que han evaluado de manera independiente los factores de riesgo vascular clásicos y la progresión de las lesiones de la sustancia blanca durante años de seguimiento.[8]

La CD40L es una molécula proinflamatoria liberada por las células endoteliales, los macrófagos, las plaquetas, los linfocitos y las células musculares lisas que promueve la producción de metaloproteasas, factores tisulares, citocinas y moléculas de adhesión relacionadas con la ateroesclerosis y el ictus. La CD40L se encuentra elevada en la enfermedad de pequeño vaso y en el ictus lacunar aislado, pero también en el infarto no lacunar.[9]

Los mediadores de la inflamación, como las citocinas (interleucinas [IL], factor de necrosis tumoral alfa [TNF-α], etc.), desencadenan la respuesta inflamatoria y participan, junto con las moléculas de adhesión, en el reclutamiento de las células del sistema inmunitario al interior del parénquima cerebral. En cuanto al ictus lacunar, se ha observado que la IL-1, el TNF-α y la ICAM-1 están elevadas con independencia de la hipertensión arterial, la toma previa de ácido acetilsalicílico y las concentraciones de glutamato y GABA, en comparación con sujetos controles.[10] Las tres moléculas estaban aumentadas de manera independiente en los pacientes con empeoramiento neurológico en la CSS y en aquellos con peor evolución a los tres meses.[10]

El papel del TNF-α en el infarto cerebral es doble: por un lado se ha relacionado con la susceptibilidad a padecer un ictus y con la extensión del infarto, pues los animales deficientes para su receptor tienen infartos más extensos, y por otro lado se le ha implicado en la neuroprotección. En el ictus lacunar también tiene funciones contradictorias: por un lado, los incrementos del TNF-α se correlacionan con la gravedad clínica del ictus lacunar en la admisión de urgencias,[11] ya que esta molécula activaría la oclusión de las arterias perforantes por vía de las moléculas de adhesión leucocitarias,[12] y por otro lado se ha encontrado que un polimorfismo del gen del TNF-α (-308 G/A) en los hombres protege del desarrollo de ictus lacunar.[13]

La IL-6 se encuentra elevada en el ictus lacunar, aunque probablemente menos que en los infartos de otras causas.[14] Sus valores se correlacionan con la gravedad del cuadro, con el pronóstico a corto plazo y con la recurrencia vascular de los pacientes.[15] De hecho, investigadores españoles han demostrado que el genotipo CC del polimorfismo 174G/C del gen de la IL-6 se encuentra con mayor frecuencia en los pacientes con un ictus lacunar que en los controles sanos y en pacientes con ictus de otras causas.[16] En la misma línea de resultados, en el *Cardiovascular Health*

Study se demostró que este polimorfismo se asociaba a lesiones de la sustancia blanca, y que el polimorfismo -572 G/C del promotor del gen se relacionaba con los ictus lacunares.[17]

La proteína C reactiva (PCR) es uno de los biomarcadores más estudiados en cuanto al riesgo de padecer enfermedades vasculares cardiacas y cerebrales. Es una molécula de la respuesta inmunitaria innata producida por el hígado tras la estimulación por la IL-6. La PCR elevada en la fase subaguda del ictus isquémico marca un ulterior mal pronóstico funcional a largo plazo y es un predictor independiente de muerte, incluso en los pacientes sometidos a trombólisis.[18] De momento no está demostrado que la detección o la intervención tempranas mejoren el pronóstico de estos casos.[19]

Algunos estudios demuestran que la PCR en valores moderadamente altos mantenidos es un factor predictor de enfermedades vasculares cardiacas y cerebrales, y demuestra que la aterosclerosis subyacente es un proceso inflamatorio crónico.[20] La elevación de la PCR en los pacientes con enfermedad de pequeño vaso se ha correlacionado con sus haplotipos, pero no con la existencia de lesiones en la sustancia blanca o de ictus lacunar, en las cohortes de base poblacional del estudio MEMO,[21] del *Rotterdam Scan Study* y del *Cardiovascular Health Study*.[17] No obstante, en un estudio de la cohorte de Nagoya y en un estudio observacional de la misma cohorte del grupo de Rotterdam se observaron correlaciones entre las concentraciones plasmáticas de PCR y la enfermedad de pequeño vaso,[22] especialmente en las lesiones de la sustancia blanca.[23]

Las quimiocinas (MCP1 *[monocyte chemoattractant protein 1]*, IL-8, CINC *[cytokine-induced neutrophil chemoattractant]*) se encargan del reclutamiento de los leucocitos y han sido poco estudiadas en el infarto cerebral. La MCP1 promueve el reclutamiento de monocitos y de otros leucocitos hacia la pared vascular en la enfermedad aterosclerótica, medida por el grosor de la íntima-media carotídea,[24] y se encuentra elevada tanto en el ictus lacunar como en el no lacunar de los pacientes diabéticos.[25]

Las metaloproteasas de la matriz (MMP, *matrix metalloproteinases)* están relacionadas con la destrucción de la barrera hematoencefálica y participan en los fenómenos de edema tras la isquemia y en la posible transformación hemorrágica. Poco se sabe de su función en el ictus lacunar, pero se ha observado una asociación con el gen de la MMP-2 y valores altos de MMP-9 en pacientes con ictus lacunar y microsangrados, así como en los que tienen mal pronóstico.[26]

Los polimorfismos del gen de la fosfodiesterasa 4D, cuyo producto degrada el segundo mensajero AMPc en la transducción de señales de las células inflamatorias y del ALOX5AP, cuya proteína activa una vía inflamatoria, se han asociado a ictus isquémico, pero son necesarios estudios de replicación concordantes para demostrar su asociación con el ictus lacunar.[27]

2.4   *Alteración de la hemostasia del vaso: la disfunción endotelial y las moléculas de coagulación y fibrinólisis*

En cuanto a la fisiopatología del ictus lacunar, se sabe que tanto la microaterotrombosis como la lipohialinosis pueden causar la oclusión de las arterias perforantes cerebrales. El endotelio de los vasos se encarga de la expresión de moléculas de adhesión y del mantenimiento del tono y la hemostasia del vaso. Se ha observado que su activación sería el primer paso en la fisiopatología del ictus lacunar; se pierde la reactividad y la autorregulación, entonces aumenta la permeabilidad de la barrera hematoencefálica y se posibilita el acceso al espacio perivascular de productos sanguíneos que causarán daño en la glía y las neuronas.[28]

El activador del plasminógeno tisular (TPA, *tissue plasminogen activator)*, la trombomodulina (TB), el factor tisular (TF, *tissue factor)* y el inhibidor de la vía del TF (TFPI, *tissue factor pathway inhibitor)* son moléculas implicadas en la coagulación y la fibrinólisis, que actúan como marcadores de la función endotelial, y se han visto aumentados en el ictus lacunar. Por lo tanto, el daño endotelial podría subyacer en la fisiopatología de esta causa de ictus. Además, se ha publicado que las concentraciones de TPA están elevadas y que las del inhibidor del activador del plasminógeno de tipo 1 (PAI-1, *plasminogen activator inhibitor-1)* están disminuidas en la enfermedad de pequeño vaso,[29] en especial en los pacientes con lesiones de la sustancia blanca sin ictus lacunar. En otro estudio[30] se observó que el número de ictus lacunares aislados se asociaba con un aumento de la TB, y que los pacientes con lesiones de la sustancia blanca e ictus lacunar tenían un elevado FT/TFPI y un bajo TFPI en comparación los que presentaban un ictus lacunar aislado. La extensión de las lesiones de la sustancia blanca sin ictus lacunar se asoció con el aumento del TF.[30]

Las concentraciones de algunos productos de la coagulación y de la fibrinólisis, como son el DD, el inhibidor de la fibrinólisis activable por trombina (TAFI, *thrombin-activatable fibrinolysis inhibitor)*, el PAI-1, el volumen plaquetar medio y el factor plaquetario 4 (PF4, *platelet factor 4)*, varían respecto a los controles en los sujetos que padecen un ictus lacunar.[31]

La elevación del fibrinógeno durante las primeras 12 horas se correlaciona con la progresión del ictus lacunar.[32] Además, los pacientes con el polimorfismo

-455G/C del gen del promotor del fibrinógeno tienen múltiples ictus lacunares, sobre todo si presentan hipertensión arterial o son fumadores.[33]

El DD se encuentra elevado en el ictus isquémico, en particular en el de origen cardioembólico.[34] En algunos estudios,[31] los valores altos de DD se han relacionado con ictus lacunar, pero en otros no se ha confirmado. [35]

El polimorfismo del gen del TPA -7351C/T ha mostrado tener una implicación controvertida en el ictus lacunar: si bien un grupo encontró que podía ser un factor de riesgo independiente de ictus lacunar, otros no han conseguido validarlo.[36] Igual suerte han corrido, entre otros y de momento, los polimorfismos 4G/5G del PAI-1, Val34Leu del factor de coagulación XIII y PlA1/A2 de la glucoproteína GpIIb/IIIa en su implicación en la enfermedad de pequeño vaso.

La fosfolipasa A2 asociada a lipoproteínas (Lp-PLA2, *lipoprotein-associated phospholipase A2)* es un nuevo biomarcador que se ha relacionado con la desestabilización local de la placa de ateroma y el proceso inflamatorio. Se ha asociado con el primer suceso isquémico, la recurrencia del ictus y la muerte de causa cardiovascular, así como con el grado de las lesiones de la sustancia blanca.[37]

3   Biomarcadores asociados a hipertensión y enfermedad de pequeño vaso

La causa más frecuente de ictus lacunar y de enfermedad de pequeño vaso es la hipertensión (véase la figura 2).

Varios estudios han tratado de determinar la implicación del sistema renina-angiotensina-aldosterona en la enfermedad de pequeño vaso. La enzima conversora de la angiotensina (ECA, *angiotensin converting enzyme)* produce la angiotensina II y controla indirectamente el tono vascular y las funciones endoteliales. Un polimorfismo de inserción-deleción de la ECA se ha asociado con ictus lacunar y ha sido replicado en varias ocasiones en población asiática, aunque no en la caucásica.[38] Por otro lado, el haplotipo B del promotor del angiotensinógeno se ha relacionado con la existencia de lesiones en la sustancia blanca.[39]

En el año 2011 se publicaron los resultados del estudio y de la replicación de los polimorfismos del gen Notch3 que se asocian a lesiones de la sustancia blanca en población hipertensa (de momento se ha replicado solo el rs10404382).[40] Notch 3 desempeña un papel importante en la función y en la integridad estructural de las arteriolas, y la mutación de su gen causa la enfermedad CADASIL *(cerebral autosomal dominant arteriopathy with subcortical infarcts and leukoencephalopathy),*

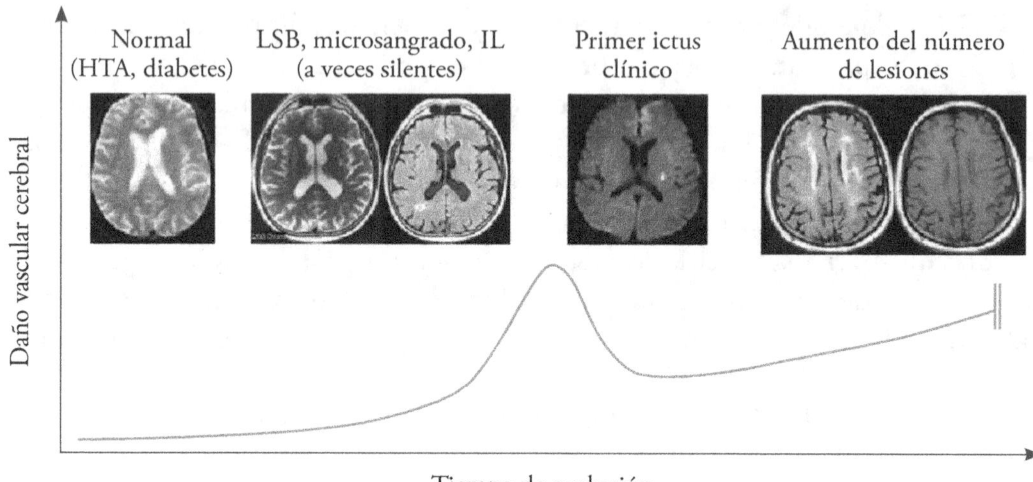

Figura 2. Evolución natural de la enfermedad de pequeño vaso. En los primeros estadios las lesiones pueden no manifestarse clínicamente (silentes), pero con el tiempo tienden a hacerlo y progresar.

como se comentará en el capítulo 7. Es de destacar que los polimorfismos detectados en el estudio de Schmidt *et al.*[40] son distintos a los descritos en el CADASIL.

4 Aplicación al ictus lacunar de otros biomarcadores usados en clínica

Hay algunos biomarcadores que se usan habitualmente en la práctica clínica que nos pueden aportar información en cuanto a factores de riesgo, tratamiento y pronóstico del ictus lacunar aislado y de la enfermedad de pequeño vaso. Estos datos son relevantes por su accesibilidad en cualquier ámbito asistencial.

La glucemia se eleva como parte de la respuesta de estrés a la isquemia, pero los valores muy altos se asocian con un peor pronóstico. En el ictus lacunar, una moderada concentración de glucosa podría ser favorable.[41] La hiperglucemia, la hipertrigliceridemia y la hipercolesterolemia, que son biomarcadores del síndrome metabólico, podrían estar asociadas con el ictus lacunar y habrá que ver si también con las lesiones de la sustancia blanca y con la enfermedad de pequeño vaso.[42]

La homocisteína elevada es un factor de riesgo para el ictus isquémico. Hay una asociación, dependiente de la concentración, entre la cantidad de homocisteína, relacionada con el daño endotelial, y el riesgo de enfermedad de pequeño vaso, en especial en los pacientes con lesiones de la sustancia blanca, pero también en los que tienen ictus lacunares aislados. Paralelamente, hay una mayor presencia del polimorfismo C667T del gen de la metilenotetrahidrofolato reductasa (MTHFR), que determina los valores altos de homocisteína, en los pacientes con lesiones de la sustancia blanca.[43] Un grupo ha publicado que el tratamiento con ácido fólico podría ser beneficioso para disminuir las lesiones de la sustancia blanca observadas en la resonancia magnética y mejorar la alteración de la función ejecutiva en los pacientes que tienen hiperhomocisteinemia; los datos son prometedores, pero no están replicados. Tampoco se ha establecido si disminuiría el riesgo de ictus.[44] Igualmente, se ha observado que los valores bajos de vitamina B12 se correlacionan con la gravedad de las lesiones de la sustancia blanca.[45]

La elevación de la albuminuria aumenta el riesgo de sufrir un ictus isquémico, por lo que estos pacientes se beneficiarían de tratamientos intensivos de reducción del riesgo vascular. En el caso de la enfermedad de pequeño vaso también hay un estudio que demuestra valores más altos de albuminuria en los pacientes con lesiones en la sustancia blanca e ictus lacunar.[46] También se ha publicado la asociación de la microalbuminuria con microsangrados cerebrales profundos e infratentoriales.[47] No obstante, estos datos deben replicarse en estudios independientes.

5 Conclusiones

Hay diferentes familias de biomarcadores que se han estudiado en el ictus lacunar aislado y en la enfermedad de pequeño vaso. Hemos repasado los biomarcadores clásicos de infarto cerebral (glucemia, homocisteína), otros que ya han sido muy estudiados en la enfermedad vascular cerebral (PCR, IL-6 y MMP) y algunos nuevos (sobre todo los implicados en la disfunción endotelial). No obstante, en la actualidad ningún biomarcador nuevo, ni ninguna combinación de ellos, por su implicación diagnóstica, pronóstica o terapéutica modifica la práctica clínica.

Es cierto que, en comparación con los de otras causas, el ictus lacunar ha sido menos estudiado, y que los estudios de replicación de los hallazgos también son escasos. Las limitaciones comunes de los trabajos son el pequeño tamaño muestral y las diferentes definiciones de ictus lacunar. Así, en algunos estudios se acepta la identificación o no con prueba de imagen del infarto lacunar mientras se cumpla la existencia de un síndrome lacunar clásico, sin disfunción cortical, y se excluyan el resto de las causas (siguiendo la clasificación TOAST)[1]; en otros, se exige además una duración mínima de la clínica de 24 horas, y en los más recientes la existencia de una lesión en la prueba de imagen concordante con el cuadro clínico (siguiendo la clasificación Stop Stroke Study-TOAST de «ictus lacunar evidente»).[48] Tal variabilidad dificulta la comparación de los resultados.

Por otra parte, la mayoría de los trabajos comparan pacientes que tienen un ictus lacunar con pacientes que no tienen isquemia cerebral, y los menos comparan el ictus lacunar con ictus de otra causa, lo que dificulta encontrar biomarcadores específicos de ictus lacunar.

En el futuro es de esperar que la intensa investigación en este campo, las colaboraciones entre grupos, la mejor definición de la metodología de estudio y la evolución de las técnicas de proteómica y genómica nos lleven a establecer los principales biomarcadores y sus grados de implicación en el ictus lacunar y la enfermedad de pequeño vaso.

Bibliografía

1. Adams HP, Jr., Bendixen BH, Kappelle LJ, Biller J, Love BB, Gordon DL, *et al.* Classification of subtype of acute ischemic stroke. Definitions for use in a multicenter clinical trial. TOAST. Trial of Org 10172 in Acute Stroke Treatment. Stroke. 1993; 24: 35-41.
2. Jackson C, Sudlow C. Comparing risks of death and recurrent vascular events between lacunar and non-lacunar infarction. Brain. 2005; 128: 2507-17.
3. Jokinen H, Gouw AA, Madureira S, Ylikoski R, van Straaten EC, van der Flier WM, *et al.* Incident lacunes influence cognitive decline: the LADIS study. Neurology. 2011; 76: 1872-78.
4. Serena J, Leira R, Castillo J, Pumar JM, Castellanos M, Dávalos A. Neurological deterioration in acute lacunar infarctions: the role of excitatory and inhibitory neurotransmitters. Stroke. 2001; 32: 1154-61.
5. Rueda-Clausen CF, Córdoba-Porras A, Bedoya G, Silva FA, Zarruk JG, López-Jaramillo P, *et al.* Increased plasma levels of total homocysteine but not asymmetric dimethylarginine in Hispanic subjects with ischemic stroke FREC-VI sub-study. Eur J Neurol. 2012; 19: 417-25.
6. Hassan A, Gormley K, O'Sullivan M, Knight J, Sham P, Vallance P, *et al.* Endothelial nitric oxide gene haplotypes and risk of cerebral small-vessel disease. Stroke. 2004; 35: 654-59.
7. Fassbender K, Bertsch T, Mielke O, Muhlhauser F, Hennerici M. Adhesion molecules in cerebrovascular diseases. Evidence for an inflammatory endothelial activation in cerebral large- and small-vessel disease. Stroke. 1999; 30: 1647-50.
8. Markus HS, Hunt B, Palmer K, Enzinger C, Schmidt H, Schmidt R. Markers of endothelial and hemostatic activation and progression of cerebral white matter hyperintensities: longitudinal results of the Austrian Stroke Prevention Study. Stroke. 2005; 36: 1410-4.
9. Tuttolomondo A, Di Raimondo D, Di Sciacca R, Casuccio A, Bivona G, Bellia C, *et al.* Fetuin-A and CD40 L plasma levels in acute ischemic stroke: differences in relation to TOAST subtype and correlation with clinical and laboratory variables. Atherosclerosis. 2010; 208: 290-6.
10. Castellanos M, Castillo J, García MM, Leira R, Serena J, Chamorro A, *et al.* Inflammation-mediated damage in progressing lacunar infarctions: a potential therapeutic target. Stroke. 2002; 33: 982-7.
11. Nakase T, Yamazaki T, Ogura N, Suzuki A, Nagata K. The impact of inflammation on the pathogenesis and prognosis of ischemic stroke. J Neurol Sci. 2008; 271: 104-9.
12. Liu T, Clark RK, McDonnell PC, Young PR, White RF, Barone FC, *et al.* Tumor necrosis factor-alpha expression in ischemic neurons. Stroke. 1994; 25: 1481-8.

13. Harcos P, Laki J, Kiszel P, Szeplaki Z, Szolnoki Z, Kovacs M, *et al.* Decreased frequency of the TNF2 allele of TNF-alpha -308 promoter polymorphism is associated with lacunar infarction. Cytokine. 2006; 33: 100-5.

14. Tuttolomondo A, Di Sciacca R, Di Raimondo D, Serio A, D'Aguanno G, La Placa S, *et al.* Plasma levels of inflammatory and thrombotic/fibrinolytic markers in acute ischemic strokes: relationship with TOAST subtype, outcome and infarct site. J Neuroimmunol. 2009; 215: 84-9.

15. Castillo J, Álvarez-Sabin J, Martínez-Vila E, Montaner J, Sobrino T, Vivancos J. Inflammation markers and prediction of poststroke vascular disease recurrence: the MITICO study. J Neurol. 2009; 256: 217-24.

16. Chamorro A, Revilla M, Obach V, Vargas M, Planas AM. The -174G/C polymorphism of the interleukin 6 gene is a hallmark of lacunar stroke and not other ischemic stroke phenotypes. Cerebrovasc Dis. 2005; 19: 91-5.

17. Fornage M, Chiang YA, O'Meara ES, Psaty BM, Reiner AP, Siscovick DS, *et al.* Biomarkers of inflammation and MRI-defined small vessel disease of the brain: the Cardiovascular Health Study. Stroke. 2008; 39: 1952-9.

18. Montaner J, Fernández-Cadenas I, Molina CA, Ribo M, Huertas R, Rosell A, *et al.* Poststroke C-reactive protein is a powerful prognostic tool among candidates for thrombolysis. Stroke. 2006; 37: 1205-10.

19. Di Napoli M, Schwaninger M, Cappelli R, Ceccarelli E, Di Gianfilippo G, Donati C, *et al.* Evaluation of C-reactive protein measurement for assessing the risk and prognosis in ischemic stroke: a statement for health care professionals from the CRP Pooling Project members. Stroke. 2005; 36: 1316-29.

20. Libby P, Ridker PM. Novel inflammatory markers of coronary risk: theory versus practice. Circulation. 1999; 100: 1148-50.

21. Reitz C, Berger K, de Maat MP, Stoll M, Friedrichs F, Kardys I, *et al.* CRP gene haplotypes, serum CRP, and cerebral small-vessel disease: the Rotterdam Scan Study and the MEMO Study. Stroke. 2007; 38: 2356-9.

22. Umemura T, Kawamura T, Umegaki H, Mashita S, Kanai A, Sakakibara T, *et al.* Endothelial and inflammatory markers in relation to progression of ischaemic cerebral small-vessel disease and cognitive impairment: a 6-year longitudinal study in patients with type 2 diabetes mellitus. J Neurol Neurosurg Psychiatry. 2011; 82: 1186-94.

23. van Dijk EJ, Prins ND, Vermeer SE, Vrooman HA, Hofman A, Koudstaal PJ, *et al.* C-reactive protein and cerebral small-vessel disease: the Rotterdam Scan Study. Circulation. 2005; 112: 900-5.

24. Stork S, Baumann K, von Schacky C, Angerer P. The effect of 17 beta-estradiol on MCP-1 serum levels in postmenopausal women. Cardiovasc Res. 2002; 53: 642-9.

25. Davi G, Tuttolomondo A, Santilli F, Basili S, Ferrante E, Di Raimondo D, *et al.* CD40 ligand and MCP-1 as predictors of cardiovascular events in diabetic patients with stroke. J Atheroscler Thromb. 2009; 16: 707-13.

26. Koh SH, Park CY, Kim MK, Lee KY, Kim J, Chang DI, *et al.* Microbleeds and free active MMP-9 are independent risk factors for neurological deterioration in acute lacunar stroke. Eur J Neurol. 2011; 18: 158-64.

27. Debette S, Seshadri S. Genetics of atherothrombotic and lacunar stroke. Circ Cardiovasc Genet. 2009; 2: 191-8.

28. Markus HS. Genes, endothelial function and cerebral small vessel disease in man. Exp Physiol. 2008; 93: 121-7.

29. Knottnerus IL, Govers-Riemslag JW, Hamulyak K, Rouhl RP, Staals J, Spronk HM, *et al.* Endothelial activation in lacunar stroke subtypes. Stroke. 2010; 41: 1617-22.

30. Hassan A, Hunt BJ, O'Sullivan M, Parmar K, Bamford JM, Briley D, *et al.* Markers of endothelial dysfunction in lacunar infarction and ischaemic leukoaraiosis. Brain. 2003; 126: 424-32.

31. Ilhan D, Ozbabalik D, Gulcan E, Ozdemir O, Gulbacs Z. Evaluation of platelet activation, coagulation, and fibrinolytic activation in patients with symptomatic lacunar stroke. Neurologist. 2010; 16: 188-91.

32. Audebert HJ, Pellkofer TS, Wimmer ML, Haberl RL. Progression in lacunar stroke is related to elevated acute phase parameters. Eur Neurol. 2004; 51: 125-31.

33. Martiskainen M, Pohjasvaara T, Mikkelsson J, Mantyla R, Kunnas T, Laippala P, *et al.* Fibrinogen gene promoter -455 A allele as a risk factor for lacunar stroke. Stroke. 2003; 34: 886-91.

34. Montaner J, Perea-Gainza M, Delgado P, Ribó M, Chacón P, Rosell A, *et al.* Etiologic diagnosis of ischemic stroke subtypes with plasma biomarkers. Stroke. 2008; 39: 2280-7.

35. Álvarez-Pérez FJ, Castelo-Branco M, Álvarez-Sabin J. Usefulness of measurement of fibrinogen, D-dimer, D-dimer/fibrinogen ratio, C reactive protein and erythrocyte sedimentation rate to assess the pathophysiology and mechanism of ischaemic stroke. J Neurol Neurosurg Psychiatry. 2011; 82: 986-92.

36. Jannes J, Hamilton-Bruce MA, Pilotto L, Smith BJ, Mullighan CG, Bardy PG, *et al.* Tissue plasminogen activator -7351C/T enhancer polymorphism is a risk factor for lacunar stroke. Stroke. 2004; 35: 1090-4.

37. Wright CB, Moon Y, Paik MC, Brown TR, Rabbani L, Yoshita M, *et al.* Inflammatory biomarkers of vascular risk as correlates of leukoariosis. Stroke. 2009; 40: 3466-71.

38. Brenner D, Labreuche J, Pico F, Scheltens P, Poirier O, Cambien F, *et al.* The renin-angiotensin-aldosterone system in cerebral small vessel disease. J Neurol. 2008; 255: 993-1000.

39. Schmidt H, Fazekas F, Kostner GM, van Duijn CM, Schmidt R. Angiotensinogen gene promoter haplotype and microangiopathy-related cerebral damage: results of the Austrian Stroke Prevention Study. Stroke. 2001; 32: 405-12.

40. Schmidt H, Zeginigg M, Wiltgen M, Freudenberger P, Petrovic K, Cavalieri M, *et al.* Genetic variants of the NOTCH3 gene in the elderly and magnetic resonance imaging correlates of age-related cerebral small vessel disease. Brain. 2011; 134: 3384-97.

41. Uyttenboogaart M, Koch MW, Stewart RE, Vroomen PC, Luijckx GJ, De Keyser J. Moderate hyperglycaemia is associated with favourable outcome in acute lacunar stroke. Brain. 2007; 130: 1626-30.

42. Zhang CE, van Raak EP, Rouhl RP, Lodder J, Staals J, Knottnerus IL, *et al.* Metabolic syndrome relates to lacunar stroke without white matter lesions: a study in first-ever lacunar stroke patients. Cerebrovasc Dis. 2010; 29: 503-7.

43. Hassan A, Hunt BJ, O'Sullivan M, Bell R, D'Souza R, Jeffery S, *et al.* Homocysteine is a risk factor for cerebral small vessel disease, acting via endothelial dysfunction. Brain. 2004; 127: 212-9.

44. Boxer AL, Kramer JH, Johnston K, Goldman J, Finley R, Miller BL. Executive dysfunction in hyperhomocystinemia responds to homocysteine-lowering treatment. Neurology. 2005; 64: 1431-4.

45. de Lau LM, Smith AD, Refsum H, Johnston C, Breteler MM. Plasma vitamin B12 status and cerebral white-matter lesions. J Neurol Neurosurg Psychiatry. 2009; 80: 149-57.

46. Wada M, Nagasawa H, Kurita K, Koyama S, Arawaka S, Kawanami T, *et al.* Microalbuminuria is a risk factor for cerebral small vessel disease in community-based elderly subjects. J Neurol Sci. 2007; 255: 27-34.

47. Umemura T, Kawamura T, Sakakibara T, Mashita S, Hotta N, Sobue G. Microalbuminuria is independently associated with deep or infratentorial brain microbleeds in hypertensive adults. Am J Hypertens. 2012; 25: 430-6.

48. Ay H, Furie KL, Singhal A, Smith WS, Sorensen AG, Koroshetz WJ. An evidence-based causative classification system for acute ischemic stroke. Ann Neurol. 2005; 58: 688-97.

Capítulo 7

Microangiopatía cerebral de causa monogénica

M. Mendioroz

Servicio de Neurología
Complejo Hospitalario de Navarra
Pamplona

Correspondencia:
Dra. Maite Mendioroz Iriarte
mm3973@columbia.edu

Introducción

La enfermedad de pequeño vaso o microangiopatía cerebral presenta dos patrones de expresión anatomopatológica: los infartos lacunares y las lesiones de la sustancia blanca, clásicamente conocidas como leucoaraiosis. El espectro clínico de la microangiopatía cerebral es muy amplio y comprende desde la aparición brusca de un síndrome lacunar clásico, pasando por el desarrollo de un trastorno de la marcha o deterioro cognitivo progresivos, hasta el hallazgo incidental de lesiones de la sustancia blanca en sujetos de edad media y avanzada.

La microangiopatía cerebral tiene una importante base genética, reflejada en los datos publicados sobre su gran heredabilidad. Ésta se define como la proporción de la varianza de un determinado fenotipo que puede atribuirse al componente genético en un momento concreto, y en estudios realizados en parejas de gemelos y en trabajos posteriores en familias, se ha estimado que la heredabilidad de las lesiones de la sustancia blanca se sitúa en torno a un 73 %.[1,2]

La mayor parte de la microangiopatía cerebral que se detecta en la población general responde a un patrón de enfermedad genética compleja, es decir, que está producida por el efecto pequeño y aditivo de múltiples genes y sus relaciones con otros genes o con el ambiente. Por el contrario, en el caso de las enfermedades monogénicas, la mutación de un único gen, pero con un gran efecto sobre el fenotipo, es suficiente para dar lugar a una determinada enfermedad. Hasta la fecha se han descrito varias enfermedades monogénicas en las cuales la principal manifestación clínica es la microangiopatía cerebral. Entre ellas destaca la arteriopatía cerebral autosómica dominante con infartos subcorticales y leucoencefalopatía (CADASIL, *cerebral autosomal dominant arteriopathy with subcortical infarcts and leukoencephalopathy)*, por ser una de las más prevalentes y más extensamente estudiadas. Otra serie de enfermedades monogénicas, como la enfermedad de Fabry, pueden cursar con microangiopatía cerebral, aunque ésta no sea su principal manifestación clínica. A pesar de que estas enfermedades monogénicas son infrecuentes, su estudio es fundamental porque constituyen un modelo natural de microangiopatía cerebral y pueden ayudar a desvelar numerosos aspectos de la fisiopatología de la enfermedad de pequeño vaso cerebral.

1   Enfermedades monogénicas que cursan con microangiopatía cerebral como principal manifestación clínica

1.1   *Arteriopatía cerebral autosómica dominante con infartos subcorticales y leucoencefalopatía (CADASIL)*

La enfermedad CADASIL (MIM 125310) constituye la causa más frecuente de ictus y demencia hereditarios.[3] La prevalencia se ha establecido en 1,98 por cada 100.000 personas según los datos del único registro publicado hasta el momento.[4] Su expresión clínica se caracteriza por la aparición de ictus lacunares recurrentes que suelen comenzar en la cuarta década de la vida. La mayoría de los episodios isquémicos cursan como síndromes lacunares clásicos, y aunque la progresión de la enfermedad es muy variable, pueden conducir al desarrollo de un síndrome pseudobulbar con deterioro cognitivo asociado. El patrón de deterioro cognitivo se caracteriza por disfunción ejecutiva, disminución de la fluencia verbal y alteración de la memoria de trabajo.[5] Por otro lado, un 35 % de los pacientes tienen migraña, generalmente acompañada de aura que en ocasiones es atípica. La migraña suele aparecer en la segunda década de la vida y constituye el síntoma más prominente en algunas familias. Se calcula que aproximadamente un tercio de los pacientes con CADASIL desarrollan cuadros psiquiátricos, que varían desde trastornos de la personalidad hasta cuadros depresivos graves.[6]

En una pequeña proporción de pacientes se han descrito otros síntomas y signos, como crisis epilépticas, neuropatía periférica subclínica, afectación del nervio óptico o de la retina, retraso mental y encefalopatía reversible aguda.[7] Algunos autores han observado también un incremento de casos de enfermedad coronaria, que llega a afectar al 25 % de los pacientes.[6]

Desde el punto de vista anatomopatológico, la enfermedad CADASIL se caracteriza por el depósito, detectado mediante microscopía electrónica, de un material granular electrodenso localizado en la proximidad de las células endoteliales y musculares lisas de los vasos arteriales de pequeño y mediano tamaño, y de los capilares. Estos depósitos son conocidos como GOM *(granular osmiophil material)*[8] y se consideran un signo patognomónico de CADASIL.

En las pruebas de neuroimagen destaca la aparición de lesiones extensas simétricas en la sustancia blanca periventricular y subcortical que, de forma característica, afectan a la cápsula externa y a la porción anterior de los lóbulos temporales[9] (véase la figura 1). Además, en la resonancia magnética (RM) se observan infartos lacunares subcorticales en diferentes estadios de evolución en los ganglios basales y la protuberancia, microhemorragias, principalmente en los ganglios basales, y en ocasiones dilatación de los espacios de Virchow-Robin.[6] En relación a los mecanismos que subyacen a esta leucoencefalopatía, se sabe que el flujo sanguíneo, la utilización de la glucosa y la vasorreactividad están significativamente reducidos en el cerebro de estos pacientes.[10]

La enfermedad CADASIL se debe a la presencia de una mutación en el gen *NOTCH3* localizado en el cromosoma 19 (19p13.2-p13.1).[11] Este gen codifica un receptor de la membrana citoplasmática (notch3) involucrado en procesos de diferenciación y control del ciclo celular, de gran importancia en el desarrollo vascular embrionario.[12] En el adulto, *NOTCH3* se expresa en las células de músculo liso vascular y en pericitos, y desempeña un papel central en el control de la transducción mecánica vascular.[13] Por otra parte, también se expresa en otros tejidos, según los datos de un estudio que utilizó *microarrays* para evaluar la expresión génica en diferentes tejidos humanos[14] (véase la figura 2).

La mayoría de las mutaciones descritas en CADASIL se localizan en los exones 3, 4, 5, 6 y 11, aunque la frecuencia varía según los países. Estas mutaciones suelen afectar a un residuo de cisteína localizado en el dominio extracelular de la proteína, y se ha propuesto que la variación en el número de residuos de cisteína impediría

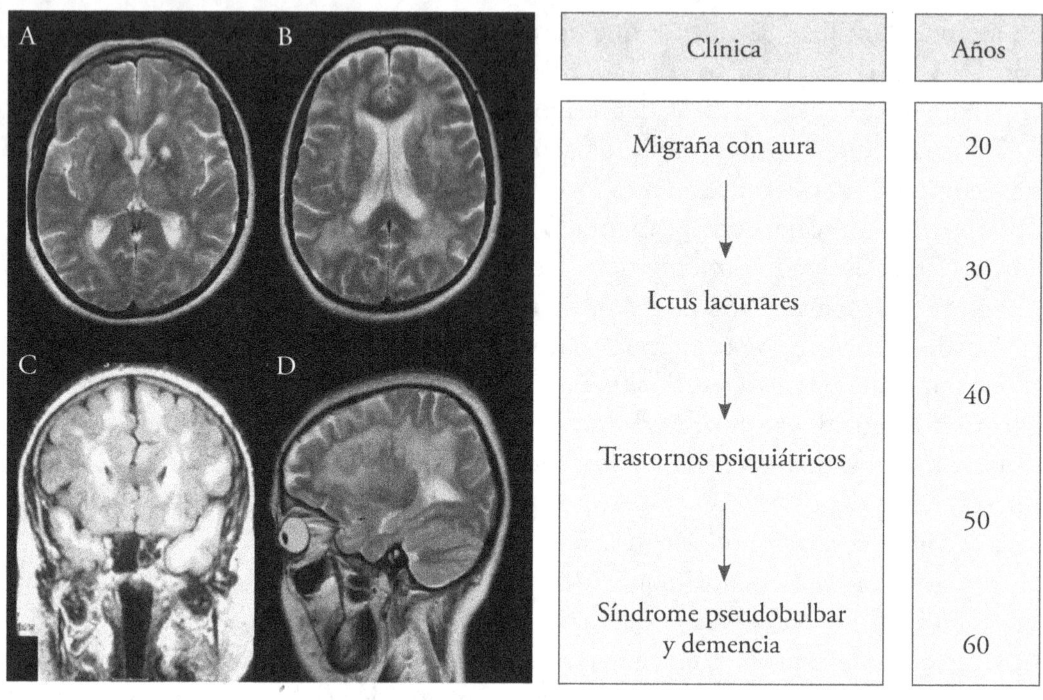

Figura 1. Lesiones características de CADASIL en la resonancia magnética en secuencias potenciadas en T2 (A, B y D) y FLAIR (C), junto con el patrón temporal de aparición de los síntomas y signos clínicos. A) Ictus lacunar en los ganglios basales. B) Lesiones en la sustancia blanca subcortical. C y D) Además de las lesiones extensas en la sustancia blanca periventricular y subcortical se aprecia la característica afectación de la sustancia blanca en la parte anterior de los lóbulos temporales.

el correcto plegamiento de notch3 y disminuiría la función del receptor.[6] Apoyando esta hipótesis, se ha observado que es precisamente la pérdida de función de notch3 *in vivo* la que se asocia al desarrollo de microangiopatía cerebral en modelos animales.[15] Otros autores proponen que el receptor mutado se acumularía en el espacio extracelular y produciría un efecto tóxico en su entorno,[16] semejante al del β-amiloide en la enfermedad de Alzheimer. Por último, utilizando técnicas de proteómica en células de músculo liso vascular procedentes de un paciente con CADASIL, se ha propuesto una tercera hipótesis sobre su patogenia. Las mutaciones en *NOTCH3* pueden provocar estrés en el retículo endoplasmático y producción de especies reactivas de oxígeno que conducirían, en último término, a la apoptosis celular.[17]

En la actualidad no se dispone de unos criterios clínicos establecidos para el diagnóstico de CADASIL. Los signos más característicos son la presencia de ictus lacunares de repetición antes de los 60 años de edad, migraña con aura y

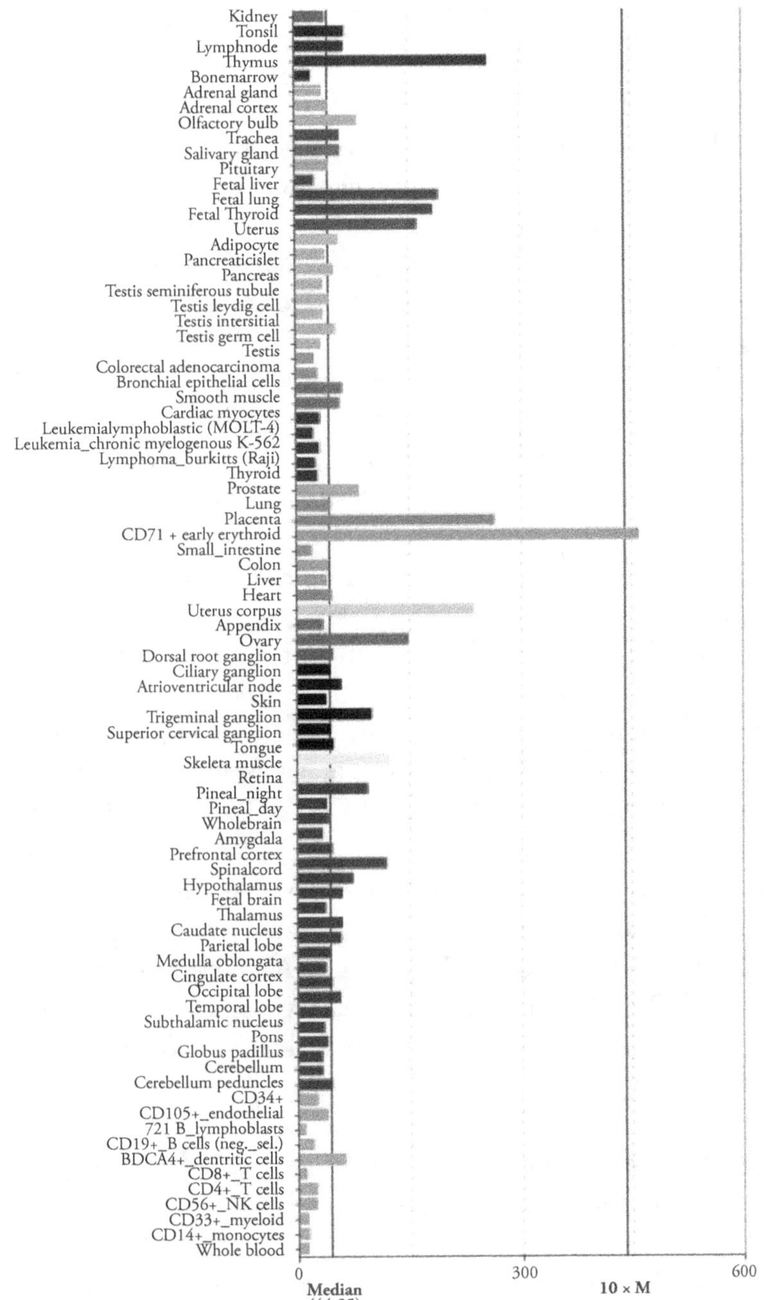

Figura 2. Representación del grado de expresión génica normalizada de NOTCH3 en diferentes tejidos humanos. Según los datos obtenidos por Su et al.,[14] algunos de los tejidos donde la expresión está relativamente incrementada son el timo, el pulmón, el corazón, el útero, la placenta, la piel, la retina y la corteza prefrontal. (Figura disponible en: http://biogps.org)

alteraciones psiquiátricas o cognitivas. Las lesiones de la sustancia blanca en el polo anterior de los lóbulos temporales o en la cápsula externa son sugestivas de CADASIL cuando se acompañan de clínica característica. La enfermedad puede confirmarse mediante un estudio de genética molecular o al detectar los GOM en el estudio ultraestructural de una biopsia cutánea. Puesto que la secuenciación del gen completo, que consta de 33 exones, consume muchos recursos, y que la biopsia es una prueba invasiva para el paciente, puede realizarse un estudio secuencial en tres etapas. En un primer momento se secuencian los exones que con más frecuencia albergan las mutaciones en esa población, que en España son los exones 3, 4, 5, 6 y 11. Si el estudio es negativo, se realiza una biopsia cutánea para detectar GOM. En caso de que se encuentre esta marca patognomónica, se confirma el diagnóstico y puede secuenciarse el resto del gen en una tercera etapa.

Por el momento no se dispone de ningún fármaco específico para la enfermedad CADASIL, por lo que el tratamiento de los pacientes es sintomático y tiene algunas peculiaridades. Por ejemplo, para tratar los episodios de migraña están contraindicados los triptanes por su posible riesgo vascular. Por otro lado, se desconoce si la prevención primaria del ictus con fármacos antiagregantes es útil en los pacientes con CADASIL, y la prevención secundaria debe realizarse con dosis bajas de antiagregantes (ácido acetilsalicílico, clopidogrel). La anticoagulación está contraindicada porque puede favorecer una hemorragia cerebral.[6] En cuanto al deterioro cognitivo, un ensayo clínico con donepezilo no demostró mejoría sobre el estado cognitivo general, pero sí en las funciones disejecutivas estimadas por pruebas específicas.[18] Por último, en junio de 2011 se inició un ensayo clínico de seguridad (fase II) comparando dabigatrán con ácido acetilsalicílico en la prevención de los episodios isquémicos cerebrales en pacientes con CADASIL (identificador Clinical Trials.gov: NCT01361763). (Para una completa revisión del tratamiento clínico de los pacientes con CADASIL se recomienda ver Del Río-Espínola *et al.*[19])

1.2 *Arteriopatía cerebral autosómica recesiva con infartos subcorticales y leucoencefalopatía (CARASIL)*

La enfermedad CARASIL *(cerebral autosomal recessive arteriopathy with subcortical infarcts and leukoencephalopathy;* MIM 600142), también conocida como síndrome de Maeda-Nemoto, fue descrita por primera vez en el año 1965.[20] Se trata de una arteriopatía hereditaria caracterizada clínicamente por leucoencefalopatía no hipertensiva, alopecia precoz y espondilosis. Aunque en un principio se consideró limitada a la población japonesa, en fechas recientes se ha descrito un caso en un paciente caucásico europeo.[21]

La afectación neurológica inicial más frecuente es el desarrollo de un trastorno progresivo de la marcha con espasticidad y signos piramidales en los miembros inferiores de inicio entre los 20 y los 30 años de edad. A continuación se producen síntomas depresivos e irritabilidad, alteraciones cognitivas y finalmente puede establecerse un síndrome pseudobulbar. En torno a la mitad de los pacientes sufre un ictus lacunar antes de los 40 años de edad. El patrón de microangiopatía detectado en la RM es semejante al observado en CADASIL.[22]

La espondilosis se manifiesta como dolor cervical, lumbar o ciatalgia aguda. En la radiografía simple o en la RM de la columna raquídea aparecen signos tempranos de degeneración de los discos intervertebrales, hernias de disco, engrosamiento nodular del ligamento longitudinal posterior y formación de osteofitos cervicales o lumbares.[22] Conviene tener en cuenta que la alopecia no está universalmente presente, sobre todo en las mujeres, y puede manifestarse de forma leve. En esta arteriopatía hereditaria, anatomopatológicamente se observa una dilatación de las arterias de pequeño tamaño con engrosamiento de la íntima y depósito de colágeno, pérdida del músculo liso vascular y de la matriz extracelular, y degeneración hialina de la capa media.[23]

La herencia de CARASIL es autósomica recesiva, por lo que para desarrollar la enfermedad es necesario que los dos alelos del gen presenten una mutación. En el año 2009 se descubrió que esta arteriopatía se debe a mutaciones en el gen *HTRA1* que codifica una serina proteasa, HtrA 1, que inhibe la vía del factor de crecimiento tisular beta (TGF-β, *tissue growth factor-beta*).[24] Las mutaciones encontradas hasta el momento se localizan en los exones 3 y 4, que codifican, junto con los exones 5 y 6, el dominio proteasa funcional de la proteína. Se ha demostrado que en los pacientes con CARASIL la actividad enzimática está reducida y, por tanto, aumenta la actividad de la vía del TGF-β.[24]

1.3 *Trastornos relacionados con mutaciones del colágeno de tipo IV*

En los últimos años, las alteraciones en el gen *COL4A1*, que codifica la cadena alfa 1 del colágeno de tipo IV, se han revelado como una fuente creciente de enfermedad de pequeño vaso cerebral. La angiopatía hereditaria con nefropatía, aneurismas y calambres musculares, conocida como HANAC *(hereditary angiopathy with nephropathy, aneurysms and muscle cramps;* MIM 611773), produce microangiopatía cerebral, con cambios en la neuroimagen en forma de leucoaraiosis en la sustancia blanca subcortical y periventricular, y en la protuberancia; infartos lacunares y microhemorragias; y dilatación de los espacios perivasculares.[25] Además, pueden observarse dilataciones aneurismáticas de las arterias intracraneales a la altura del sifón carotídeo.

La nefropatía consiste en la presencia de quistes renales bilaterales con o sin hematuria, y algunos pacientes pueden desarrollar un fallo renal a edades tardías. Los pacientes con HANAC tienen calambres musculares desde la infancia, con elevación de la proteína creatina cinasa sérica. Sin embargo, tanto el estudio electromiográfico como la biopsia muscular no han mostrado hallazgos característicos. En todos los individuos con HANAC se ha observado una marcada tortuosidad de las arterias retinianas de segundo y tercer orden, pero la angiografía con fluoresceína es normal.[25] Los pacientes pueden perder transitoriamente la visión debido a hemorragias retinianas espontáneas o secundarias a traumatismos leves. Se han descrito también fenómeno de Raynaud y arritmias supraventriculares.[26]

Otra afección relacionada con mutaciones en *COL4A1* es la enfermedad de pequeño vaso cerebral autosómica dominante asociada a hemorragias (MIM 607595). En este caso, las manifestaciones neurológicas pueden ser muy heterogéneas. En algunos pacientes la enfermedad aparece de forma precoz con hemiparesia infantil asociada a crisis epilépticas, y en otros los síntomas son más leves y se manifiestan como episodios aislados de migraña con aura. Sin embargo, lo que caracteriza a esta enfermedad es la aparición de hemorragias cerebrales únicas o recurrentes en adultos no hipertensos y antes de los 50 años de edad. Estos pacientes suelen mostrar alteraciones oculares, como tortuosidad de los vasos retinianos o la anomalía de Axenfeld-Rieger, que consiste en la asociación de catarata congénita, microcórnea, desprendimiento de retina, elevación de la presión intraocular y excavación del nervio óptico.[26]

Por último, la porencefalia familiar autosómica dominante (MIM 175780) se caracteriza por quistes porencefálicos que son resultado de hemorragias cerebrales prenatales o perinatales. Con menos frecuencia la enfermedad puede manifestarse como un ictus hemorrágico en el adulto. Además de la porencefalia, la neuroimagen cerebral habitualmente pone de manifiesto infartos lacunares, leucoaraiosis y microhemorragias.[26]

El gen *COL4A1*, localizado en el brazo largo del cromosoma 13, consta de 52 exones. Hasta la fecha, todas las mutaciones relacionadas con HANAC se localizan en los exones 24 y 25, mientras que las mutaciones que dan lugar al resto de los fenotipos se distribuyen en los exones 25 a 51.[27] El gen *COL4A1* codifica una de las seis cadenas alfa que constituyen el colágeno de tipo IV, que es el principal componente de las membranas basales. La mayor parte de las mutaciones descritas hasta el momento afectan a un residuo de glicina altamente conservado desde el punto de vista evolutivo, y es probable que alteren la formación y la estabilidad de la triple hélice de colágeno.

En cuanto al tratamiento de estos pacientes, conviene saber que el uso de fármacos anticoagulantes está contraindicado por el alto riesgo de hemorragia intracraneal. Se recomienda el parto por cesárea para aquellos niños con sospecha de mutación en *COL4A1* debido a que tienen un riesgo muy alto de presentar un accidente vascular si son alumbrados por vía natural.

1.4 Trastornos relacionados con mutaciones en el gen TREX1

La vasculopatía retiniana con leucodistrofia cerebral (RVCL, *retinal vasculopathy with cerebral leukodystrophy)*, también llamada vasculopatía cerebrorretiniana (MIM 192315), es una microangiopatía hereditaria autosómica dominante de aparición en el adulto. Cursa con ictus lacunares y migraña, así como con pérdida progresiva de visión y deterioro motor y cognitivo, y puede conducir a la muerte en un plazo de cinco a diez años desde su inicio. En algunos pacientes puede haber manifestaciones extracerebrales, como fenómeno de Raynaud, cirrosis micronodular y disfunción del glomérulo renal.[28]

Un caso especial de RVCL lo constituye el síndrome HERNS *(hereditary endotheliopathy with retinopathy, nephropathy, and stroke)*.[29] La peculiaridad de estos pacientes consiste en la presencia de lesiones progresivas subcorticales pseudotumorales, captadoras de contraste y rodeadas de edema. Estas lesiones aparecen en el microscopio electrónico con una llamativa multilaminación de las membranas basales subendoteliales de los capilares en el cerebro y otros tejidos.[30] Tras un prolongado seguimiento realizado en la primera familia descrita por Grand *et al.*[29] se ha observado que estas lesiones pueden remitir sin secuelas e incluso pueden estar presentes de forma asintomática.[31]

En el año 2007, Richards *et al.*[28] demostraron que estos fenotipos se deben a mutaciones en el gen *TREX1*, localizado en el cromosoma 3p21, que codifica una enzima con actividad exonucleasa 3'5'. Esta enzima desempeña un papel fundamental en la reparación del DNA. Las cinco mutaciones encontradas por este grupo alteran el marco de lectura y, sin disminuir su actividad exonucleasa, hacen que la proteína pierda su localización perinuclear.

2 Enfermedades monogénicas que pueden cursar con microangiopatía cerebral

Otro grupo de enfermedades monogénicas pueden producir alteraciones en las arterias cerebrales de pequeño tamaño en algún momento de su evolución, o semejar una microangiopatía hereditaria (véase la tabla 1), y por tanto deben tenerse en cuenta en el diagnóstico diferencial de la enfermedad de pequeño vaso.

Enfermedades monogénicas con microangiopatía como manifestación principal	Enfermedades monogénicas que pueden cursar con microangiopatía
• CADASIL (arteriopatía cerebral autosómica dominante con infartos subcorticales y leucoencefalopatía)	• Enfermedad de Fabry
• CARASIL (arteriopatía cerebral recesiva dominante con infartos subcorticales y leucoencefalopatía)	• Pseudoxantoma elástico
• Trastornos por mutaciones en el gen *COL4A1:*	• Neuroacantocitosis
– HANAC (angiopatía hereditaria con nefropatía, aneurismas y calambres musculares)	• Anemia de células falciformes
– Enfermedad de pequeño vaso cerebral autosómica dominante asociada a hemorragias	
– Porencefalia familiar autosómica dominante	
• Trastornos por mutaciones en el gen *TREX1:*	
– RVCL (vasculopatía retiniana con leucodistrofia cerebral)	
– HERNS (endoteliopatía hereditaria con retinopatía, nefropatía e ictus)	
• PADMAL (microangiopatía pontina autosómica dominante y leucoencefalopatía)	
• HEMID (demencia hereditaria multiinfarto)	
• Angiopatía amiloide cerebral asociada a mutaciones del gen *APP*	

Tabla 1. Enfermedades monogénicas que cursan con microangiopatía cerebral.

2.1 Enfermedad de Fabry

La enfermedad de Fabry (MIM 301500) se produce por un déficit de la enzima lisosomal α-galactosidasa A (α-Gal A) que conduce al depósito de globotriaosilceramida (GL-3) y otras sustancias lipídicas en diferentes células del organismo, entre ellas las células endoteliales y musculares lisas vasculares, originando una vasculopatía sistémica.[32]

La forma clásica de la enfermedad afecta a varones con una actividad de α-Gal A menor del 1 %. Habitualmente comienza en la infancia o la adolescencia en forma de crisis de dolor neuropático intenso en los miembros y acroparestesias, acompañadas de hipohidrosis, todo ello consecuencia de una polineuropatía de fibra pequeña. Son característicos de la forma clásica de la enfermedad de Fabry los angioqueratomas, lesiones vasculares cutáneas que suelen aparecer en la región periumbilical, y la córnea *verticillata,* que es un tipo de opacidad corneal. Finalmente, la función renal se deteriora y se establece una insuficiencia renal terminal entre la tercera y la quinta décadas de la vida. La mayoría de los enfermos presentan en la edad adulta cardiopatía hipertrófica e isquémica, junto con enfermedad vascular cerebral. Ambas afecciones constituyen la principal causa de morbilidad y mortalidad en la enfermedad de Fabry.[32]

Según datos del registro internacional Fabry Outcome Survey (FOS),[33] el ictus isquémico aparece en el 13,2 % de los pacientes a una edad media de 38,4 años en los hombres y de 40,3 años en las mujeres. Predominan los ictus lacunares en el territorio posterior, y la recurrencia de los accidentes vasculares cerebrales es alta (76 % en los hombres y 60 % en las mujeres).[34] Es interesante destacar que, en los pacientes que experimentan un ictus, éste suele ser la primera y en ocasiones única manifestación de la enfermedad,[35] lo cual indica que podría haber un fenotipo incompleto de enfermedad de Fabry caracterizado fundamentalmente por la enfermedad vascular cerebral.

Entre los mecanismos relacionados con el ictus en la enfermedad de Fabry se encuentran el propio depósito vascular de GL-3, que produciría una disfunción endotelial y vasorreactividad alterada; el aumento del estrés oxidativo y la formación de peroxinitritos; y el incremento de los factores endoteliales protrombóticos y de las moléculas de adhesión leucocitaria.[36] También se han descrito factores genéticos que podrían modular el fenotipo, como polimorfismos en genes que participan en la regulación de la hemostasia o la inflamación: la interleucina 6, la sintetasa del óxido nítrico, el factor V de la coagulación y la proteína Z.[36] Otros factores implicados en el ictus serían la propia cardiopatía isquémica, en la cual con frecuencia se producen arritmias que aumentan el riesgo de ictus cardioembólico, y la hipertensión nefrogénica.

Aunque la enfermedad de Fabry se considera infrecuente, en una cohorte de 721 pacientes alemanes menores de 55 años con ictus criptogénicos, Rolfs *et al.*[37] encontraron que su prevalencia era del 4,9% en los hombres y del 2,4% en las mujeres. A la luz de estos datos, la enfermedad de Fabry podría estar infradiagnosticada. Desde el año 2008, varios estudios observacionales tratan de confirmar esta prevalencia utilizando cohortes más amplias de población europea y canadiense.[38] Dos ejemplos son el estudio SIFAP 1 *(Stroke in Young Fabry Patients;* identificador ClinicalTrials.gov: NCT00414583), que reclutó 5.024 pacientes menores de 55 años con ictus, y el estudio FASEP *(Fabry and Stroke Epidemiological Protocol;* identificador ClinicalTrials.gov: NCT01182818).

La técnica de elección para el estudio de la repercusión cerebral de la vasculopatía es la RM. Las lesiones sugestivas de enfermedad de Fabry son la aparición de ictus lacunares, preferentemente en el territorio vertebrobasilar; hiperintensidad de la sustancia blanca profunda y periventricular en las secuencias potenciadas en T2 y FLAIR *(fluid attenuated inversion recovery)*, también de predominio en el territorio posterior; dolicoectasia de la arteria basilar y aparición de una señal hiperintensa característica en los núcleos pulvinares talámicos en cortes axiales de las secuencias T1, considerado por algunos autores como un signo patognomónico de la enfermedad (véase la figura 3).[39] Aunque el ictus isquémico sólo aparece en el 13% de los pacientes, se ha descrito que hasta el 44,4% de los adultos con enfermedad de Fabry tendrían datos de enfermedad de pequeño vaso en el estudio por RM cerebral.[40]

El diagnóstico definitivo puede establecerse al demostrar, por técnica fluorimétrica, una actividad enzimática baja (<30% en los hombres y <50% en las mujeres) en plasma, leucocitos o cultivo de fibroblastos. En las mujeres, una actividad enzimática normal no descarta la enfermedad, por lo que el método más sensible para el diagnóstico es el estudio de las mutaciones secuenciando de forma completa las regiones codificantes del gen *GLA*.[39]

Afortunadamente, desde el año 2001 se dispone de una enzima recombinante, la agalsidasa, que se emplea para restaurar la actividad endógena reducida de la enzima α-Gal-A. Según un panel de expertos,[41] se recomienda iniciar el tratamiento enzimático sustitutivo tan pronto como sea posible en todos los varones. Sin embargo, en las mujeres con mutaciones en el gen *GLA* no se han definido criterios específicos para iniciar el tratamiento. En cualquier caso, el papel que el tratamiento enzimático sustitutivo podría desempeñar en la prevención del ictus

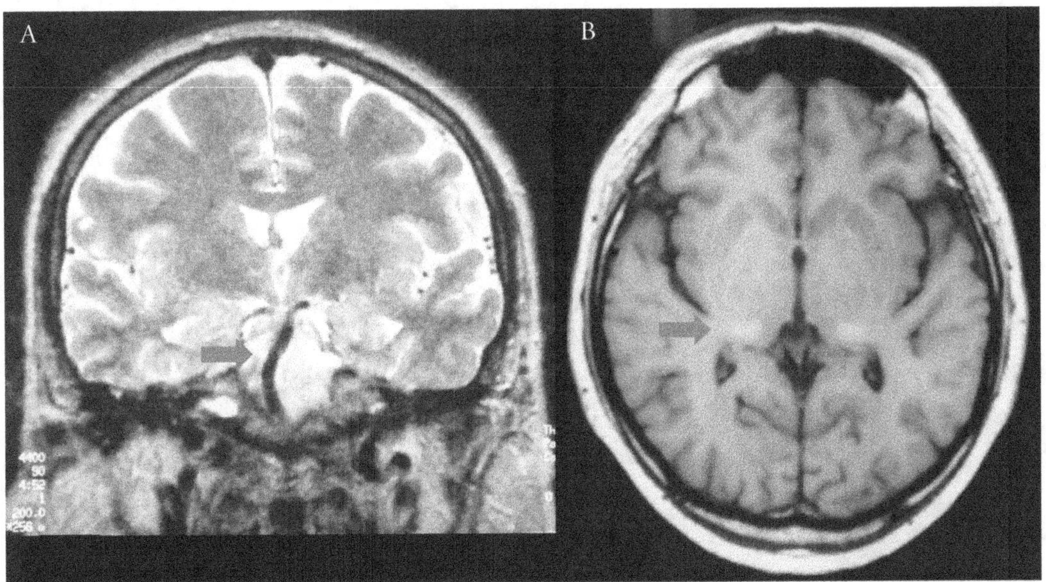

Figura 3. La dolicoectasia de la arteria basilar (A) y la hiperintensidad de los núcleos pulvinares (B) en las imágenes de resonancia magnética potenciadas en T1 son dos hallazgos de neuroimagen característicos de la enfermedad de Fabry.

en los pacientes con enfermedad de Fabry todavía no se ha establecido, aunque se ha descrito que revierte las alteraciones del flujo sanguíneo cerebral en el territorio vertebrobasilar.[42] En cuanto a la prevención secundaria del ictus, debe realizarse de la misma forma que en la población general. Otro síntoma neurológico, el dolor neuropático, mejora significativamente con el tratamiento enzimático sustitutivo. Un campo prometedor de futuros tratamientos es la utilización de chaperonas, pequeñas moléculas que se unen a la α-Gal A mutada y mejoran su conformación tridimensional, lo cual podría incrementar su estabilidad y su actividad enzimática.[43]

3 Resumen y conclusiones

Las enfermedades monogénicas que producen microangiopatía cerebral deben considerarse en el diagnóstico diferencial de las causas infrecuentes de ictus lacunares, en especial en los pacientes jóvenes. Una detallada anamnesis personal y familiar, junto con una exploración física sistemática, pueden arrojar pistas fundamentales para orientar el diagnóstico etiológico. La búsqueda de lesiones cutáneas y el estudio de las arterias retinianas y de la córnea deberían realizarse de manera sistemática en estos casos. Las pruebas de neuroimagen deberían incluir una RM cerebral cuando se sospechen estas enfermedades, para caracterizar de forma correcta y precisa la afectación de la sustancia blanca y la presencia de microsangrados, así como otros datos característicos de los diferentes fenotipos. En cualquier caso, la prueba más adecuada para confirmar el diagnóstico de la mayor parte de las enfermedades comentadas en este capítulo es el estudio genético molecular, gracias al conocimiento actual de los genes implicados en ellas.

La única afección que por el momento tiene un tratamiento farmacológico específico es la enfermedad de Fabry. Aunque el tratamiento enzimático sustitutivo lleva utilizándose más de una década, todavía desconocemos si puede modificar el riesgo de ictus y la evolución de la microangiopatía cerebral. A pesar de que el resto de las enfermedades carecen de un tratamiento concreto, su diagnóstico preciso tiene una gran trascendencia, pues existen recomendaciones específicas para estos pacientes, como por ejemplo la contraindicación del uso de anticoagulantes en el caso de CADASIL o de las mutaciones en *COL4A1*. Por otro lado, el diagnóstico de la enfermedad y de la mutación implicada facilita el correcto asesoramiento genético.

El desarrollo de fármacos específicos pasa por desvelar los mecanismos moleculares que causan estas enfermedades. Con la excepción de la enfermedad de Fabry, del resto se desconocen en líneas generales estos mecanismos, aunque se hayan identificado las mutaciones causales. El fomento de la investigación en este campo no sólo ayudaría a encontrar tratamientos para este grupo de enfermedades, sino que también arrojaría luz sobre los mecanismos que subyacen a la microangiopatía cerebral en la población general. Un ejemplo de esta interrelación es la reciente asociación de polimorfismos en el gen *NOTCH3* (tanto comunes como infrecuentes) con la presencia de leucoaraiosis en la población general.[44] Esta asociación ilustra, además, que la base genética de las enfermedades se explicaría mejor como un *continuum*, superando el actual modelo dicotómico de enfermedades monogénicas o enfermedades poligénicas.

Bibliografía

1. Carmelli D, DeCarli C, Swan GE, Jack LM, Reed T, Wolf PA, *et al.* Evidence for genetic variance in white matter hyperintensity volume in normal elderly male twins. Stroke. 1998; 29: 1177-81.

2. Kochunov P, Glahn D, Winkler A, Duggirala R, Olvera RL, Cole S, *et al.* Analysis of genetic variability and whole genome linkage of whole-brain, subcortical, and ependymal hyperintense white matter volume. Stroke. 2009; 40: 3685-90.

3. Razvi SSM, Davidson R, Bone I, Muir KW. The prevalence of cerebral autosomal dominant arteriopathy with subcortical infarcts

and leucoencephalopathy (CADASIL) in the west of Scotland. J Neurol Neurosurg Psychiatry. 2005; 76: 739-41.

4. Kalimo H, Ruchoux M-M, Viitanen M, Kalaria RN. CADASIL: a common form of hereditary arteriopathy causing brain infarcts and dementia. Brain Pathol. 2002; 12: 371-84.

5. Peters N, Opherk C, Danek A, Ballard C, Herzog J, Dichgans M. The pattern of cognitive performance in CADASIL: a monogenic condition leading to subcortical ischemic vascular dementia. Am J Psychiatry. 2005; 162: 2078-85.

6. Lesnik Oberstein SAJ, Boon EMJ, Dichgans M. CADASIL. En: GeneReviews at GeneTests: Medical Genetics Information Resource (database online). Mar 15 [Updated Jul 23]. Copyright, University of Washington, Seattle. (Consultado el 28 de febrero de 2012.) Disponible en: http://www.genetests.org.

7. Chabriat H, Joutel A, Dichgans M, Tournier-Lasserve E, Bousser M-G. Cadasil. Lancet Neurol. 2009; 8: 643-53.

8. Bergmann M, Ebke M, Yuan Y, Brück W, Mugler M, Schwendemann G. Cerebral autosomal dominant arteriopathy with subcortical infarcts and leukoencephalopathy (CADASIL): a morphological study of a German family. Acta Neuropathol. 1996; 92: 341-50.

9. O'Sullivan M, Jarosz JM, Martin RJ, Deasy N, Powell JF, Markus HS. MRI hyperintensities of the temporal lobe and external capsule in patients with CADASIL. Neurology. 2001; 56: 628-34.

10. Chabriat H, Pappata S, Ostergaard L, Clark CA, Pachot-Clouard M, Vahedi K, *et al.* Cerebral hemodynamics in CADASIL before and after acetazolamide challenge assessed with MRI bolus tracking. Stroke. 2000; 31: 1904-12.

11. Joutel A, Corpechot C, Ducros A, Vahedi K, Chabriat H, Mouton P, *et al.* Notch3 mutations in CADASIL, a hereditary adult-onset condition causing stroke and dementia. Nature. 1996; 383: 707-10.

12. Domenga V, Fardoux P, Lacombe P, Monet M, Maciazek J, Krebs LT, *et al.* Notch3 is required for arterial identity and maturation of vascular smooth muscle cells. Genes Dev. 2004; 18: 2730-5.

13. Belin de Chantemèle EJ, Retailleau K, Pinaud F, Vessières E, Bocquet A, Guihot AL, *et al.* Notch3 is a major regulator of vascular tone in cerebral and tail resistance arteries. Arterioscler Thromb Vasc Biol. 2008; 28: 2216-24.

14. Su AI, Wiltshire T, Batalov S, Lapp H, Ching KA, Block D, *et al.* A gene atlas of the mouse and human protein-encoding transcriptomes. Proc Natl Acad Sci USA. 2004; 101: 6062-7.

15. Arboleda-Velasquez JF, Manent J, Lee JH, Tikka S, Ospina C, Vanderburg CR, *et al.* Hypomorphic Notch 3 alleles link Notch signaling to ischemic cerebral small-vessel disease. Proc Natl Acad Sci USA. 2011; 108: E128-35.

16. Ishiko A, Shimizu A, Nagata E, Takahashi K, Tabira T, Suzuki N. Notch3 ectodomain is a major component of granular osmiophilic material (GOM) in CADASIL. Acta Neuropathol. 2006; 112: 333-9.

17. Ihalainen S, Soliymani R, Iivanainen E, Mykkänen K, Sainio A, Pöyhönen M, *et al.* Proteome analysis of cultivated vascular smooth muscle cells from a CADASIL patient. Mol Med. 2007; 13: 305-14.

18. Dichgans M, Markus HS, Salloway S, Verkkoniemi A, Moline M, Wang Q, *et al.* Donepezil in patients with subcortical vascular cognitive impairment: a randomised double-blind trial in CADASIL. Lancet Neurol. 2008; 7: 310-8.

19. Del Río-Espínola A, Mendióroz M, Domingues-Montanari S, Pozo-Rosich P, Solé E, Fernández-Morales J, *et al.* CADASIL management or what to do when there is little one can do. Expert Rev Neurother. 2009; 9: 197-210.

20. Maeda S, Nemoto K, Suwan N. Clinicopathological conference on a case of encephalomalacia (a question of Binswanger's disease). Saishin Igaku. 1965; 20: 933-40.

21. Mendioroz M, Fernández-Cadenas I, Del Río-Espínola A, Rovira A, Solé E, Fernández-Figueras MT, *et al.* A missense HTRA1 mutation expands CARASIL syndrome to

the Caucasian population. Neurology. 2010; 75: 2033-5.

22. Onodera O, Nozaki H, Fukutake T. CARASIL. En: GeneReviews at GeneTests: Medical Genetics Information Resource (database online). Apr 27 [Updated Feb 17]. Copyright, University of Washington, Seattle. (Consultado el 28 de febrero de 2012.) Disponible en: http://www.genetests.org.

23. Oide T, Nakayama H, Yanagawa S, Ito N, Ikeda S-I, Arima K. Extensive loss of arterial medial smooth muscle cells and mural extracellular matrix in cerebral autosomal recessive arteriopathy with subcortical infarcts and leukoencephalopathy (CARASIL). Neuropathology. 2008; 28: 132-42.

24. Hara K, Shiga A, Fukutake T, Nozaki H, Miyashita A, Yokoseki A, *et al*. Association of HTRA1 mutations and familial ischemic cerebral small-vessel disease. N Engl J Med. 2009; 360: 1729-39.

25. Plaisier E, Gribouval O, Alamowitch S, Mougenot B, Prost C, Verpont MC, *et al*. COL4A1 mutations and hereditary angiopathy, nephropathy, aneurysms, and muscle cramps. N Engl J Med. 2007; 357: 2687-95.

26. Plaisier E, Ronco P. COL4A1-related disorders. En: GeneReviews at GeneTests: Medical Genetics Information Resource (database online). 2009 Jun 25 [Updated 2011 Mar 8]. Copyright, University of Washington, Seattle. 1997-2012. (Consultado el 28 de febrero de 2012.) Disponible en: http://www.genetests.org.

27. De Vries LS, Koopman C, Groenendaal F, van Schooneveld M, Verheijen FW, Verbeek E, *et al*. Al COL4A1 mutation in two preterm siblings with antenatal onset of parenchymal hemorrhage. Ann Neurol. 2009; 65: 12-8.

28. Richards A, van den Maagdenberg AMJM, Jen JC, Kavanagh D, Bertram P, Spitzer D, *et al*. C-terminal truncations in human 3'-5' DNA exonuclease TREX1 cause autosomal dominant retinal vasculopathy with cerebral leukodystrophy. Nature Genet. 2007; 39: 1068-70.

29. Grand MG, Kaine J, Fulling K, Atkinson J, Dowton SB, Farber M, *et al*. Cerebroretinal vasculopathy. A new hereditary syndrome. Ophthalmology. 1988; 95: 649-59.

30. Jen J, Cohen AH, Yue Q, Stout JT, Vinters HV, Nelson S, *et al*. Hereditary endotheliopathy with retinopathy, nephropathy, and stroke (HERNS). Neurology. 1997; 49: 1322-30.

31. Mateen FJ, Krecke K, Younge BR, Ford AL, Shaikh A, Kothari PH, *et al*. Evolution of a tumor-like lesion in cerebroretinal vasculopathy and TREX1 mutation. Neurology. 2010; 75: 1211-3.

32. Desnick RJ, Ioannou YA, Eng CM. Alphagalactosidase A deficiency: Fabry disease. En: Scriver CR, Beaudet AL, Sly WS, Valle D, Kinzler KE, Vogelstein B, editors. The metabolic and molecular bases of inherited diseases, 8th ed. New York: McGraw-Hill. p. 3733-74.

33. Ginsberg L, Manara R, Valentine AR, Kendall B, Burlina AP. Magnetic resonance imaging changes in Fabry disease. Acta Paediatr Supplement. 2006; 95: 57-62.

34. Mitsias P, Levine SR. Cerebrovascular complications of Fabry's disease. Ann Neurol. 1996; 40: 8-17.

35. Sims K, Politei J, Banikazemi M, Lee P. Stroke in Fabry disease frequently occurs before diagnosis and in the absence of other clinical events: natural history data from the Fabry Registry. Stroke. 2009; 40: 788-94.

36. Moore DF, Kaneski CR, Askari H, Schiffmann R. The cerebral vasculopathy of Fabry disease. J Neurol Sci. 2007; 257: 258-63.

37. Rolfs A, Böttcher T, Zschiesche M, Morris P, Winchester B, Bauer P, *et al*. Prevalence of Fabry disease in patients with cryptogenic stroke: a prospective study. Lancet. 2005; 366: 1794-6.

38. Saposnik G, Lanthier S, Mamdani M, Thorpe KE, Melo M, Pope K, *et al.;* the Canadian Stroke Consortium; the Stroke Outcome Research Canada (SORCan) Working Group. Fabry's disease: a prospective multicenter cohort study in young adults with cryptogenic stroke. Int J Stroke. 2012; 7: 265-73.

39. Mehta A, Hughes DA. Fabry disease. En: GeneReviews at GeneTests: Medical Genetics Information Resource (database online). 2002

Aug 5 [Updated 2011 Mar 10]. Copyright, University of Washington, Seattle. 1997-2012. (Consultado el 28 de febrero de 2012.) Disponible en: http://www.genetests.org.

40. Reisin RC, Romero C, Marchesoni C, Nápoli G, Kisinovsky I, Cáceres G, *et al*. Brain MRI findings in patients with Fabry disease. J Neurol Sci. 2011; 305: 41-4.

41. Desnick RJ, Brady R, Barranger J, Collins AJ, Germain DP, Goldman M, *et al*. Fabry disease, an under-recognized multisystemic disorder: expert recommendations for diagnosis, management, and enzyme replacement therapy. Ann Intern Med. 2003; 138: 338-46.

42. Moore DF, Altarescu G, Ling GSF, Jeffries N, Frei KP, Weibel T, *et al*. Elevated cerebral blood flow velocities in Fabry disease with reversal after enzyme replacement. Stroke. 2002; 33: 525-31.

43. Porto C, Pisani A, Rosa M, Acampora E, Avolio V, Tuzzi MR, *et al*. Synergy between the pharmacological chaperone 1-deoxygalactonojirimycin and the human recombinant alpha-galactosidase A in cultured fibroblasts from patients with Fabry disease. J Inherit Metab Dis. 2012; 35: 513-20.

44. Schmidt H, Zeginigg M, Wiltgen M, Freudenberger P, Petrovic K, Cavalieri M, *et al*. Genetic variants of the NOTCH3 gene in the elderly and magnetic resonance imaging correlates of age-related cerebral small vessel disease. Brain. 2011; 134: 3384-97.

Capítulo 8

Alteraciones neuropsicológicas de los infartos lacunares

M. Grau-Olivares, L. Blanco, A. Arboix

Unidad de Enfermedades Vasculares Cerebrales
Servicio de Neurología
Capio Hospital Universitari del Sagrat Cor
Universitat de Barcelona
Barcelona

Correspondencia:
Dra. Marta Grau-Olivares
martagrau76@hotmail.com

Introducción e historia de la neuropsicología de los infartos lacunares

La importancia de las alteraciones neuropsicológicas en las enfermedades vasculares cerebrales reside en la gravedad del pronóstico a largo plazo. En el presente capítulo se hace una aproximación detallada a la neuropsicología relacionada con los infartos lacunares y el deterioro cognitivo de tipo vascular asociado a ellos y a la patología vascular de pequeño vaso.

La neuropsicología de la patología vascular cerebral casi siempre se ha relacionado con la enfermedad de gran vaso. Las consecuencias neuropsicológicas de la oclusión de las grandes arterias se han descrito extensamente en la literatura, ya que es una de las afecciones más frecuentes dentro de las enfermedades neurológicas. En cambio, las secuelas cognitivas de los infartos de pequeño vaso, debido al buen pronóstico que tienen a corto plazo, no han recibido tanta atención. Las enfermedades vasculares de pequeño vaso, como los infartos lacunares, los infartos lacunares clínicamente silentes, las hiperintensidades de la sustancia blanca, los infartos lacunares múltiples y los accidentes isquémicos transitorios, aunque suelen tener buen pronóstico a corto plazo, pueden contribuir de forma directa al deterioro cognitivo de tipo vascular. Este término fue descrito por Schandev[1] con el fin de señalar la importancia y la gravedad de las secuelas cognitivas producidas por la patología vascular en general. El término «deterioro cognitivo de tipo vascular» cubre todo el amplio abanico desde el deterioro cognitivo leve hasta la demencia vascular. La prevalencia del deterioro cognitivo de tipo vascular oscila entre el 15 % y el 20 %, y pueden diferenciarse dos patrones cognitivos diferentes. Un primer patrón se caracteriza por la presencia de déficit cognitivos focales distribuidos de forma desigual, según la localización específica de la lesión, y con un perfil neuropsicológico concreto. Este perfil se relaciona directamente con la demencia vascular clásica, según los criterios de la International Statistical Classification of Diseases.[2] Así pues, se observan síndromes del hemisferio dominante (afasia de Broca, afasia de Wernicke, afasia motora transcortical, apraxia constructiva o gestual, acalculia) o del hemisferio no dominante (asociados con diferentes grados de heminegligencia, anosoagnosia, hemiasomatoagnosia, apraxia constructiva, desorientación topográfica y apraxia del vestirse). Un segundo perfil cognitivo, bien diferenciado del anterior, es el deterioro cognitivo asociado a la patología vascular cerebral de pequeño vaso. Este deterioro cognitivo es de tipo subcortical y se caracteriza por bradipsiquia y bradicinesia, síndrome disejecutivo y dificultades en la memoria de evocación y aprendizaje. Otras funciones cognitivas superiores, como el lenguaje, las praxias y las gnosias, permanecen conservadas. La descripción de este segundo perfil neuropsicológico es el objetivo fundamental de este capítulo.

1 Tipos de infartos lacunares y características neuropsicológicas

Los infartos lacunares constituyen el 25 % del total de los infartos isquémicos, y estos pacientes presentan a corto plazo un buen pronóstico clínico, una excelente recuperación y un bajo riesgo de recurrencia.[3] A pesar del buen pronóstico, a largo plazo aparecen importantes disfunciones cognitivas que podrían convertirse en la antesala de una posible demencia.

Se están llevando a cabo interesantes estudios acerca de las secuelas cognitivas de los infartos lacunares, en concreto sobre el papel que desempeñan el número de infartos lacunares (único frente a múltiples), la relación entre la localización topográfica de los infartos y la cognición, y el deterioro cognitivo de tipo vascular.

1.1 Infartos lacunares únicos frente a múltiples

Estudios patológicos han sugerido dos tipos de enfermedad cerebral de pequeño vaso, que también pueden diferenciarse con las técnicas de imagen cerebral. Un subtipo es la arteriopatía difusa de las arterias perforantes debida a depósitos hialinos o lipohialinosis (enfermedad de pequeño vaso difusa). Por otro lado, el microateroma originado en las paredes de las arterias profundas perforantes (enfermedad de pequeño vaso focal) constituye el otro subtipo.

La enfermedad de pequeño vaso difusa se asocia con múltiples infartos lacunares e hiperintensidades de la sustancia blanca (leucoaraiosis), y la enfermedad de pequeño vaso focal se asocia con un único infarto lacunar sin leucoaraiosis. La disfunción endotelial desempeña un papel importante en la patogénesis de la enfermedad de pequeño vaso difusa.[4]

Entre estas dos situaciones fenotípicas no sólo se observan diferencias radiológicas y patológicas, sino que en la esfera cognitiva diversos estudios destacan un perfil neuropsicológico diferente, que apoya la teoría de la distinción entre ambas.

En un estudio prospectivo se halló que, según los estudios radiológicos realizados en la fase subaguda del episodio, el 50 % de los pacientes clasificados inicialmente con un único infarto lacunar podían clasificarse como infarto múltiple. Estos pacientes presentaban infartos lacunares clínicamente silentes y una mayor gravedad de las lesiones de la sustancia blanca en las regiones periventriculares frontales y en los ganglios basales.[5]

Los síntomas cognitivos de los pacientes con un primer episodio de infarto lacunar se caracterizan por el deterioro de las funciones cognitivas superiores durante la fase aguda de la enfermedad. El pronóstico y la evolución de estos pacientes, en cuanto al deterioro cognitivo, se basa en pequeñas series clínicas de caso único de pacientes con un solo infarto lacunar. Por ejemplo, los infartos capsulares se han asociado con pérdidas de memoria graves y déficit cognitivos relacionados con la demencia,[6] con amnesia contextual[7] y con pérdidas de memoria recurrentes.[8] Se ha descrito negligencia hemiespacial persistente en pacientes con pequeños infartos en la región posterior de la cápsula interna derecha,[9] y síndrome de afasia atípica asociada a infartos no hemorrágicos en la región anterior de la cápsula interna y del núcleo estriado izquierdo.[10] La relación entre infartos lacunares en los ganglios basales y en el tálamo y la función cognitiva ya se había descrito.[6] Un ejemplo son los estudios de Appelros *et al.*,[11] en los cuales se pone de manifiesto la correlación entre las lagunas en los ganglios basales y las alteraciones cognitivas. Estas disfunciones resultan de la interrupción de los circuitos prefrontal-subcorticales, producida por infartos en el núcleo estriado, el globo pálido o el tálamo, o por lesiones en la sustancia blanca que interrumpen las conexiones entre la corteza prefrontal o el cingulado anterior y los ganglios basales o talamocorticales.[12] Las alteraciones en las funciones ejecutivas resultan de la interrupción del circuito prefrontal-subcortical dorsolateral.

Otros estudios sobre la fase aguda del infarto lacunar han confirmado que la recuperación neurológica es buena, salvo en algunos pacientes que presentan problemas subjetivos en su rendimiento cognitivo y funcional respecto a su estado premórbido. Las alteraciones cognitivas sutiles, pero persistentes, se han sugerido como la causa directa de estas dificultades, por ejemplo problemas en la atención mantenida y en la velocidad de procesamiento. Estos trastornos cognitivos contribuyen a un decremento en la calidad de vida de los pacientes con lesiones isquémicas de pequeño vaso.[13]

1.2 Infartos lacunares clínicamente silentes

A diferencia de los infartos lacunares únicos, las consecuencias cognitivas de un primer infarto lacunar con múltiples infartos lacunares clínicamente silentes son muy diferentes. Los infartos lacunares silentes se asocian a la disfunción del lóbulo frontal en ausencia de diagnóstico clínico de demencia. En un estudio se compararon 11 pacientes con múltiples infartos lacunares y 11 sujetos control, de similar edad y educación, en quienes no se evidenció ninguna alteración del sistema nervioso central mediante tomografía computarizada. Los pacientes con múltiples infartos lacunares mostraron déficit en la flexibilidad mental y en las respuestas inhibitorias (funciones dorsolaterales frontales).[14]

Varios estudios sugieren que los infartos múltiples silentes dan lugar a una mayor disrupción funcional del sistema frontal que las lesiones únicas de volumen equivalente. Por ello, es probable que las lesiones subcorticales tengan efectos multiplicativos en la interrupción de las vías neurales y, como consecuencia, produzcan una disfunción frontal mayor que los efectos de un único infarto lacunar.[6]

1.3 Perfil cognitivo de las hiperintensidades de la sustancia blanca

Respecto a la relación entre la sustancia blanca y el deterioro cognitivo, diversos estudios han demostrado que la gravedad de las lesiones de la sustancia blanca es mayor en los sujetos dementes que en los controles, y que se asocian a déficit cognitivos específicos, en particular de los que están relacionados con el lóbulo frontal, como las funciones ejecutivas.[15] Estas funciones complejas están implicadas en la resolución de problemas, el razonamiento conceptual, los patrones de conducta inhibitorios sobreaprendidos y la modificación de la conducta cuando se recibe nueva información del medio (flexibilidad cognitiva). Los déficit en esta área se relacionan de manera directa con la conducta desorganizada y el declive funcional. Las hiperintensidades de la sustancia blanca probablemente contribuyen a la disrupción del sistema neuronal frontal en adición a la disrupción producida por los infartos focales, que aumentan la extensión de la desconexión cortical.

2 Exploración neuropsicológica

La exploración neuropsicológica se realiza con el fin de valorar las funciones cognitivas superiores, como la orientación, la atención, la memoria, el lenguaje, las praxias, las gnosias, las funciones frontales y el razonamiento. La duración mínima de una exploración neuropsicológica ha de ser de 15 a 30 minutos, y como máximo de 2 horas. La necesidad de llevar a cabo una buena valoración se debe a que las lesiones subcorticales en la sustancia blanca o en los ganglios basales pueden distorsionar las funciones cognitivas superiores, y la persistencia de estas disfunciones cognitivas puede afectar a la vida cotidiana de los pacientes (laboral, social y familiar). Por ello, han de ser estudiados detenidamente en la fase subaguda o crónica de la enfermedad.

En primer lugar se lleva a cabo la técnica de cribado cognitivo con el *Mini-Mental State Examination* (MMSE) de Folstein o con la versión española *(Mini-Examen Cognoscitivo* [MEC]) de Lobo.[16] En el deterioro cognitivo de tipo vascular no es muy útil emplear el MMSE, ya que es poco sensible a la detección de las funciones frontales y de la afectación subcortical que presentan los pacientes con infartos lacunares.

Para superar las limitaciones del MMSE se emplea el *Executive Interview* (EXIT25) diseñado por Royall,[17] que consta de un cuestionario breve de 25 ítems para detectar las alteraciones ejecutivas, cuya administración supone unos 15 minutos. La modificación del test del reloj (CLOX) fue propuesta por el mismo autor, ya que separa claramente el componente anterior del córtex frontal (planificación, ejecución y verificación) respecto del componente posterior visuoespacial (praxia constructiva gráfica). Divide el clásico test del reloj en dos partes:

la primera (CLOX 1) consiste en dibujar espontáneamente un reloj marcando la hora indicada, y la segunda (CLOX 2) consiste en copiar un reloj marcando la misma hora.[17]

En la valoración clínica con baterías neuropsicológicas se recomienda utilizar la *Vascular Dementia Assessment Scale* (VADAS-cog), que a diferencia de la *Alzheimer's Disease Assessment Scale* (ADAS-cog) incluye subtests que miden las funciones ejecutivas, la memoria de trabajo y la atención-concentración, áreas que suelen estar afectadas en los sujetos con infartos lacunares.[18]

Toda valoración neuropsicológica tiene dos objetivos principales: establecer de forma clara las secuelas cognitivas después del accidente vascular y orientar la actuación terapéutica y rehabilitadora. Para ello serán necesarias exploraciones neuropsicológicas de las funciones cognitivas que sean el objeto de estudio. En el caso de los infartos lacunares, la afectación más frecuente se produce en la memoria y en las funciones frontales.[19]

2.1 *Valoración de la memoria*

Los trastornos de la memoria en los infartos lacunares pueden valorarse mediante el contraste de diferentes subtests de baterías exclusivas para la memoria, como la *Wechsler Memory Scale* (WMS-III), que ofrece un cociente de memoria.

Para valorar la alteración de las capacidades de aprendizaje verbal se emplean pruebas que incluyan la repetición de una lista de palabras. Se obtiene información sobre el aprendizaje inmediato (palabras evocadas de forma espontánea en cada uno de los ensayos), la memoria a corto plazo (recuerdo de la lista de palabras después de una lista de palabras distractoras), la memoria a largo plazo (a los 20-25 minutos) y el reconocimiento de palabras (con falsos positivos y negativos). Las pruebas más usadas son el *Rey Auditory Verbal Learning Test* (RAVLT), el *California Verbal Learning Test* (CAVLT) y los pares asociados de la WMS (WMS-III).[20]

La memoria inmediata (*«span* de memoria»*) se valora con el subtest de dígitos directos de la WMS-III o de la *Wechsler Adult Intelligence Scale* (WAIS-III). La memoria de trabajo (*working memory*) y la atención pueden evaluarse con el subtest de dígitos inversos de la misma batería. La memoria de trabajo se muestra mucho más afectada en los pacientes con infartos lacunares que la memoria episódica, relacionada con los hechos autobiográficos, que suele verse alterada en los pacientes con enfermedad de Alzheimer.

Los pacientes con deterioro cognitivo de tipo vascular presentan un rendimiento bajo en las pruebas de aprendizaje, pero el reconocimiento de los estímulos presentados está relativamente preservado.[21] El problema de memoria fundamental de estos pacientes reside en la dificultad para evocar información previamente aprendida, lo que se ha asociado de manera directa con afectaciones en algunas regiones del circuito hipocampo-mamilo-talámico-cortical.

2.2 Valoración de las funciones frontales

Los infartos lacunares en las diferentes estructuras subcorticales producen alteraciones en el circuito frontoestriatal que une el córtex frontal con el núcleo caudado, el putamen y el núcleo estriado ventral. Debe explorarse de manera diferenciada la afectación de los diferentes circuitos fronto-subcorticales, ya que la apatía se debe a la interrupción del circuito del cingulado anterior, y en cambio, la alteración del circuito orbitofrontal produce perseveración y desinhibición conductual, mientras que una afectación del circuito dorsolateral produce disfunción ejecutiva.

Las alteraciones conductuales en los pacientes con infartos lacunares son escasas, pero se recomienda valorarlas mediante el *Neuropsychiatric Inventory* (NPI) de Cummings.[22]

Para la valoración de las funciones frontales se han utilizado el *Wisconsin Card Sorting Test* (WCST), la Torre de Hanoi y la Torre de Londres, ya que valoran las capacidades de conceptualización, planificación, ejecución y desinhibición. Otro test usado es el *Trail Making Test* (TMT), que consta de dos partes. La parte A evalúa la atención visual mantenida, el rastreo visual y la velocidad psicomotora; y la parte B es la que evalúa propiamente la función ejecutiva, aportando información sobre la capacidad de secuenciación y la flexibilidad mental del sujeto.[20]

2.3 Valoración del lenguaje y de sus alteraciones

Los trastornos más relevantes del lenguaje, como la afasia, la alexia y la agrafia, se producen por lesiones del hemisferio izquierdo. Las lesiones corticales y subcorticales de ambos hemisferios pueden dar lugar a trastornos en la producción del lenguaje, como la disartria y la disprosodia.

El examen mínimo del lenguaje oral debe incluir el análisis de los siguientes parámetros: lenguaje espontáneo, comprensión, repetición y denominación.

En el lenguaje espontáneo se valora la capacidad articulatoria, la fluidez, la prosodia y la entonación melódica, así como la presencia de expresiones afásicas, como parafasias y errores en la sintaxis.

La comprensión oral se evalúa mediante la designación, que consiste en señalar a la orden diversos objetos; y la formulación de órdenes de complejidad creciente, por ejemplo «cierre los ojos» y «cierre los ojos y abra la boca». En la valoración de la repetición, únicamente se pide al paciente que repita palabras aisladas y frases.

Para valorar la denominación se solicita al paciente que diga los nombres de los objetos que se le presentan mediante confrontación visual (por ejemplo, el test de denominación de Boston).[23]

El examen detallado del lenguaje puede contribuir de forma notable en la valoración de las demencias vasculares o del deterioro cognitivo asociado a accidentes vasculares.[24] El lenguaje es una de las funciones más resistentes al envejecimiento y no se altera por las lesiones vasculares difusas, por lo que sus trastornos pueden darnos mucha información sobre la cognición del paciente, así como sobre la posible etiología del deterioro cognitivo (vascular por infarto o hemorragia cerebral frente a cambios neurodegenerativos).

Las apraxias están relacionadas con los trastornos afásicos. La apraxia ideomotora consiste en el fallo de llevar a cabo adecuadamente movimientos corporales complejos a la orden o la imitación. La praxia ideacional hace referencia a la incapacidad de llevar a cabo secuencias de actividades con una finalidad (por ejemplo, peinarse, etc.).

2.4 *Valoración neuropsicológica del hemisferio no dominante*

Una exploración neuropsicológica detallada del hemisferio no dominante del cerebro pone de manifiesto alteraciones visuoespaciales, visuoconstructivas y visuoperceptivas. También pueden observarse alteraciones en la capacidad de comprender o expresar emociones a través de la entonación del lenguaje o mediante expresiones faciales.

La apraxia constructiva se refiere a la capacidad de dibujar o hacer construcciones de formas bidimensionales o tridimensionales. En este tipo de tarea intervienen conjuntamente los lóbulos frontales, occipitales y parietales. La exploración neuropsicológica se lleva a cabo con el dibujo a la orden o a la copia, y con construcciones con cubos, por ejemplo con la batería de Wechsler (WAIS-III). Para valorar las alteraciones visuoespaciales, indicativas de lesión parietal, se emplea el test de orientación de líneas de Benton. El test de percepción de caras de Benton se utiliza para valorar las alteraciones visuoperceptivas, indicativas de lesiones temporales.[20]

2.5 Valoración de agnosias visuales

La capacidad de percibir y reconocer el significado de los datos sensoriales se denomina gnosis. Cuando esta función se altera se produce agnosia, en la cual está alterada la capacidad perceptiva pero se mantiene preservada la función sensorial. Puede diferenciarse entre agnosias visuales, auditivas y táctiles. La agnosia visual consiste en la incapacidad de reconocer objetos visualmente, a pesar de que el sujeto los ve y los puede nombrar. Suele producirse por lesión occipital bilateral. Para la valoración de la agnosia visual se emplean el reconocimiento de figuras superpuestas (test de Poppelreuter) y el de la hora en el test de los relojes de Luria.[20]

En la anomia cromática, el paciente es incapaz de decir correctamente el nombre de los colores o de señalar el color correspondiente al objeto, y se debe a una desconexión visuoverbal por lesiones occipitotemporales.

3 Deterioro cognitivo de tipo vascular y demencia vascular

El término «deterioro cognitivo de tipo vascular» lo propuso por primera vez Sachdev[1] y posteriormente fue desarrollado por O'Brien *et al.*[25] Incluye una amplia variedad de déficit cognitivos, como alteraciones disejecutivas consecuencia de las enfermedades vasculares cerebrales, e incluye desde el deterioro cognitivo leve a la demencia vascular. En este concepto de deterioro cognitivo de tipo vascular se incluyen las siguientes causas: infartos estratégicos, infartos múltiples, leucoaraiosis e incluso la hipoperfusión crónica, que intervienen en el patrón cognitivo asociado al deterioro cognitivo de tipo vascular.

Este tipo de deterioro cognitivo es de gran interés para los investigadores, ya que es muy común en la población actual y constituye una enfermedad prevenible. Una tercera parte de los pacientes que se diagnostican de demencia presentan patología vascular en las autopsias, y por ello se sugiere que el tipo vascular puede convertirse en la primera causa de deterioro cognitivo.[26] Algunos autores estiman que en torno a un 5 % de los sujetos mayores de 65 años presentan este tipo de deterioro.[27]

En la literatura se han descrito diferentes subtipos de deterioro cognitivo de tipo vascular,[1] debido a la heterogeneidad de las afecciones vasculares que lo engloblan. Estos subtipos serían la demencia postinfarto, asociada a infartos cerebrales corticales; la demencia multiinfarto, que se caracteriza por múltiples episodios de ataques isquémicos transitorios o infartos isquémicos que coinciden temporalmente con el inicio y el desarrollo de la demencia; la demencia por infarto estratégico, causada por un infarto isquémico en una localización anatómica característica, como el tálamo, el giro angular, el núcleo caudado, el tronco basal o el hipocampo; la hemorragia intracerebral, que suele ser más frecuente en los pacientes con hipertensión crónica; la demencia mixta, que se caracteriza por la presentación clínica y neuropatológica de cambios neurodegenerativos y vasculares típicos de la demencia tipo Alzheimer y de la demencia vascular; y por último la demencia vascular subcortical, que suele estar producida por infartos lacunares o por leucoaraiosis (o por ambos).

Describiremos más ampliamente el concepto de demencia vascular subcortical, ya que es la demencia que se asocia a los infartos lacunares (véase la tabla 1). Este tipo de demencia incluye la enfermedad de Binswanger y el estado lacunar. Los pacientes con demencia vascular subcortical suelen tener antecedentes de múltiples factores de riesgo vascular, como hipertensión arterial, diabetes y cardiopatía isquémica. El inicio del deterioro cognitivo suele ser insidioso y seguir un curso lentamente progresivo, al igual que las demencias neurodegenerativas o tipo Alzheimer.

Respecto a las características neurorradiológicas, este tipo de demencia se caracteriza por la presencia de lesiones isquémicas extensas en la sustancia blanca subcortical e infartos lacunares en la sustancia gris profunda.

Las alteraciones cognitivas que presentan estos pacientes están asociadas al llamado «síndrome disejecutivo», que se caracteriza por un enlentecimiento del procesamiento de la información, un déficit de memoria leve y no predominante (básicamente de la evocación), la presencia de síntomas psiquiátricos y conductuales,[28] y dificultad en la formulación de metas u objetivos, la iniciación de tareas, la planificación, la organización, la ejecución y el razonamiento abstracto.[29] Estas características clínicas son el resultado de la interrupción de los circuitos paralelos que van desde el córtex prefontal a los ganglios basales, y de las correspondientes conexiones talamocorticales, producida por el accidente isquémico.[26]

DEMENCIA VASCULAR SUBCORTICAL

Criterios para el diagnóstico clínico de demencia vascular subcortical

- Síndrome cognitivo:

  - *Síndrome disejecutivo:* déficit en la formulación de metas, la iniciación, la planificación, la organización, la secuenciación, la ejecución, las alternancias y el mantenimiento de una acción, en la abstracción
  - *Déficit de memoria (puede ser muy leve):* déficit en la evocación, relativamente intacto en el reconocimiento, olvidos menos graves, se beneficia de claves para recordar

  Todo ello indica un deterioro respecto a un nivel previo más elevado de rendimiento cognitivo, y que interfiere en las actividades ocupacionales y sociales complejas (ejecutivas), no debido a los efectos de la enfermedad vascular cerebral en sí misma

- Enfermedad vascular cerebral incluyendo ambos:

  - Evidencia de enfermedad vascular cerebral relevante en la imagen cerebral
  - Presencia o antecedentes de signos neurológicos, como evidencia de enfermedad vascular cerebral como hemiparesia, signo de Babinski, déficit sensitivo, disartria, alteración de la marcha y signos extrapiramidales consistentes con lesión(es) subcortical(es)

Características clínicas que apoyan el diagnóstico de demencia vascular subcortical

- Episodios leves de *implicación de neurona motora superior,* como asimetría cerebral e incoordinación
- Presencia temprana de *alteración de la marcha* (marcha a pequeños pasos, marcha apráxico-atáxica o marcha parkinsoniana)
- Historia de *alteraciones del equilibrio y caídas* no provocadas
- *Frecuencia y urgencia urinaria temprana,* y otros síntomas urinarios que no explican una enfermedad urológica
- *Disartria, disfagia, signos extrapiramidales* (hipocinesia, rigidez)
- *Síntomas psicológicos y conductuales,* como depresión, cambios de personalidad, incontinencia emocional y retardo psicomotor

Características que hacen al diagnóstico de demencia vascular subcortical incierto o poco probable

- Déficit precoz de memoria y empeoramiento progresivo de la memoria y de otras funciones cognitivas superiores, como el lenguaje (afasia sensorial transcortical), patrones motores (apraxia) y de la percepción (agnosia), en ausencia de lesiones focales correspondientes con la imagen cerebral
- Ausencia de lesiones vasculares cerebrales relevantes en la tomografía computarizada y en la resonancia magnética cerebrales

Tabla 1. Versión actual de los criterios clínicos propuestos para la demencia vascular subcortical.[28]

Una cuestión de gran importancia es si las alteraciones cognitivas en estos pacientes son lo bastante graves como para cumplir los criterios de demencia. La identificación de los estadios iniciales y medios del deterioro cognitivo de estos pacientes ha hecho surgir el concepto de deterioro cognitivo leve de tipo vascular. La mayoría de los casos presentan hiperintensidades de la sustancia blanca en la resonancia magnética o infartos lacunares (o ambos). Respecto al rendimiento cognitivo, además de las alteraciones frontales también se han relacionado con otras alteraciones no cognitivas, como la depresión y déficit motores menores de tipo alteración de la marcha, trastorno del equilibrio y aumento de la frecuencia urinaria, que a su vez pueden afectar en gran medida a la calidad de vida del paciente.

En un estudio efectuado en 40 pacientes con un primer infarto lacunar, el 55 % presentaban criterios de deterioro cognitivo leve de tipo vascular. Las variables que se relacionaron directamente con el deterioro fueron las hiperintensidades en el tálamo y el putamen, la reducción de la sustancia gris cerebral global y el mayor grado de atrofia en diferentes regiones cerebrales, como el hipocampo, el córtex temporal lateral y parietal, y el cerebelo.[30]

4   Estimulación cognitiva en los infartos lacunares

Cuando hablamos de estimulación cognitiva en los infartos lacunares siempre está presente el término «deterioro cognitivo de tipo vascular». Como ya se ha comentado, muchos pacientes desarrollan déficit cognitivos que a medio o largo plazo pueden suponer un inconveniente para la realización de sus actividades básicas de la vida diaria. Actualmente, nuestro sistema sociosanitario dispone de centros especializados en este tipo de rehabilitación cognitiva. A ellos acuden a diario personas que buscan la valoración y el diagnóstico del deterioro cognitivo, y posteriormente se les recomienda acudir a «talleres de memoria» y la estimulación de otras funciones cognitivas, con el objetivo de subsanar y compensar los déficit residuales de este tipo de enfermedad. La base científica en que se apoya la intervención terapéutica no farmacológica es la capacidad plástica del cerebro, conocida como «neuroplasticidad». Este término se define como «la respuesta que da el cerebro para adaptarse a las nuevas situaciones y restablecer el equilibrio alterado, después de una lesión». Diversas investigaciones han demostrado la capacidad que tienen las neuronas lesionadas para regenerarse y establecer nuevas conexiones.[31] Algunos autores han descrito el crecimiento de neuronas en el hipocampo de ratas, que han favorecido una vida activa y han mejorado la plasticidad celular respecto al grupo control.[32]

La plasticidad neuronal se rige por dos factores: intrínseco y extrínseco. El primer factor hace referencia a la información genética del sujeto; es la conocida memoria biológica. Los factores extrínsecos son las influencias ambientales, como el grado de escolarización, que constituye un controvertido factor de riesgo o protección en la enfermedad de Alzheimer. En este tipo de factores extrínsecos es donde actúa la rehabilitación neuropsicológica.[33]

A partir de un buen diagnóstico clínico, el paciente puede beneficiarse de sesiones de rehabilitación neuropsicológica de manera individualizada. Por ejemplo, pueden realizarse talleres de memoria o un grupo de estimulación destinado al ejercicio sistematizado de funciones tales como la atención, la memoria, la planificación, las capacidades visuoconstructivas y el lenguaje, entre otras funciones. En la estimulación cognitiva es muy importante trabajar la orientación, tanto espacial y temporal como en persona. Para trabajar la memoria pueden hacerse tareas de recuerdo de objetos y de palabras previamente presentadas al paciente. También pueden situarse ciudades en un mapa político de nuestro país, y recordar los diferentes ingredientes que componen platos conocidos de nuestra gastronomía. Para trabajar el área del lenguaje, se pide al paciente que diga palabras que empiecen, por ejemplo, por la sílaba «ta». La dificultad de la tarea siempre ha de graduarse en función del nivel educativo. Hay una amplia veriedad de ejercicios para llevar a cabo las tareas de rehabilitación neuropsicológica con el fin de favorecer la neuroplasticidad mediante la presentación de estímulos, debidamente estudiados, que despierten las capacidades intelectuales, emocionales, relacionales y físicas de forma integral, mejorando con todo ello la calidad de vida de estos pacientes y la de sus cuidadores.

5 Coadyuvantes farmacológicos en el deterioro cognitivo de tipo vascular

Aunque hasta el momento no se ha realizado ningún estudio en pacientes con infartos lacunares que analice el efecto farmacológico de diferentes fármacos sobre el deterioro cognitivo a largo plazo, podría inferirse razonablemente que hay un cierto grado de evidencia que sugeriría un posible efecto beneficioso de la citicolina en la fase de rehabilitación en los pacientes que han sufrido un ictus agudo, aunque son necesarios nuevos estudios para corroborar estos prometedores datos preliminares.[34]

Bibliografía

1. Schandev P. Vascular cognitive disorder. Int J Geriatr Psyquiatry. 1999; 14: 402-3.
2. World Health Organization. The ICD-10 classification of mental and behavioural disorders: clinical descriptions and diagnostic guidelines. Geneva: S.W.H.O.; 1992.
3. Arboix A. Métodos diagnósticos en las enfermedades vasculares cerebrales, 2.ª ed. Barcelona: Ergon; 2006.
4. Gomis M, Sobrino T, Ois A, Millán M, Rodríguez-Campello A, Pérez de la Ossa N, *et al.* Plasma beta-amyloid 1-40 is associated with the diffuse of small vessel disease subtypes. Stroke. 2009; 40: 3197-201.
5. Grau-Olivares M, Arboix A, Bartrés-Faz D, Junqué C. Higher severity of frontal periventricular white matter and basal ganglia hyperintensity in first-ever lacunar stroke with multiple silent lacunes. Eur J Neurol. 2008; 15: 1002-5.
6. Tatemichi TK, Desmond DW, Prohovnik I, Cross DT, Gropen TI, Mohr JP, *et al.* Confusion and memory loss from capsular genu infarction: a thalamocortical disconnection síndrome? Neurology. 1992; 42: 1966-79.
7. Scheneider A, Gutbrod K, Hess CW, Schroth G. Memory without context: amnesia with confabulation after infarction of the right capsular genu. J Neurol Neurosurg Psychiatr. 1996; 61: 186-93.
8. Chukwudelunzu FE, Meschia JF, Graff-Radford NR, Lucas JA. Extensive metabolic and neuropsychological abnormalities associated with discrete infarction of the genu of the internal capsule. J Neurol Neurosurg Psychiatr. 2001; 71: 658-62.
9. Ferro JM, Kertesz A. Posterior internal capsule infarction associated with neglect. Arch Neurol. 1984; 41: 422-4.
10. Damasio AR, Damasio H, Rizzo M, Varney N, Gersh F. Aphasia with nonhemorrhagic lesions in the basal ganglia and internal capsule. Arch Neurol. 1982; 19: 15-24.
11. Appelros P, Samuelsson M, Lindell D. Lacunar infarcts: functional and cognitive outcomes at five years in relation to MRI findings. Cerebrovasc Dis. 2005; 20: 34-40.
12. Cummings JL. Frontal-subcortical circuits and human behavior. Arch Neurol. 1993; 50: 873-80.
13. Arboix A, Martí-Vilalta JL. Lacunar stroke. Expert Rev Neurother. 2009; 9: 179-96.
14. Benisty S, Gouw AA, Porcher R, Madureira S, Hernández K, Poggesi A, *et al.*, on behalf of the LADIS Study group. Location of lacunar infarct correlates with the cognition in a simple of non-disabled subjects with age-related withe matter changes: the LADIS study. J Neurol Neurosurg Psychiatr. 2009; 80: 478-83.
15. Bartrés-Faz D, Clemente IC, Junqué C. Cambios en la substancia blanca y rendimiento cognitivo en el envejecimiento. Revisión. Rev Neurol. 2001; 33: 347-53.
16. Lobo A, Ezquerra J, Gómez Burgada F, Sala JM, Seva Díaz A. Cognoscitive mini-test: a simple practical test to detect intelectual changes in medical patients. Actas Luso Esp Neurol Psiquiatr Cienc Afines. 1979; 7: 189-202.
17. Royall DR. Bedside assessment of vascular dementia. En: Erkinjuntti T, Gauthier S, editores. Vascular cognitive impairment. Londres: Taylor & Francis; 2002. p. 383-93.
18. Desmond DW. General approaches to neuropsychological assessment. En: Erkinjuntti T, Gauthier S, editores. Vascular cognitive impairment. Londres: Taylor & Francis; 2002. p. 323-38.
19. Ferris S, Gauthier S. Cognitive outcome measures in vascular dementia. En: Erkinjuntti T, Gauthier S, editores. Vascular cognitive impairment. Londres: Taylor & Francis; 2002. p. 395-400.
20. Lezak MD, Howieson DB, Loring DW. Neuropsychological assessment, 4th ed. New York: Oxford University Press; 2004.
21. Tierney MC, Black SE, Szalai JP. Recognition memory and verbal fluency differentiate probable Alzheimer disease from subcortical ischemic vascular dementia. Arch Neurol. 2001; 58: 1654-9.
22. Cummings JL. The neuropsychiatry of Alzheimer's disease and related dementias. London: Taylor & Francis; 2003.

23. Goodglass H, Kaplan E. The assessment of aphasia and related disorders. Philadelphia: Lea & Febirger; 1983.

24. Kertesz A. Language. En: Erkinjuntti T, Gauthier S, editores. Vascular cognitive impairment. Londres: Taylor & Francis; 2002. p. 383-93.

25. O'Brien JT, Perry R, Barber R, Gholkar A, Thomas A. The association between white matter lesions on magnetic resonance imaging and noncognitive symptoms. Ann NY Acad Sci. 2000; 903: 482-9.

26. Roman GC, Erkinjuntti T, Wallin A, Pantoni L, Chui HC. Subcortical ischaemic vascular dementia. Lancet Neurol. 2002; 1: 426-36.

27. Rockwood K, Wentzel C, Hachinski V, Hogan DB, Macknight C, McDowell I. Prevalence and outcomes of vascular cognitive impairment. Vascular cognitive impairment investigators of the Canadian Study of Health and Aging. Neurology. 2000; 54: 447-51.

28. Erkinjuntti T, Pantoni L. Subcortical vascular dementia. En: Gauthier S, Cummings JL, editores. Yearbook of Alzheimer's disease and related disorders. London: Martin Dunitz; 2000. p. 101-33.

29. Cummings JL. Vascular subcortical dementias: clinical aspects. Dementia. 1994; 5: 177-80.

30. Grau-Olivares M, Bartrés-Faz D, Arboix A, Soliva JC, Rovira M, Targa C, *et al.* Mild cognitive impairment after lacunar infarction: voxel-based morphometry and neuropsychological assessment. Cerebrovasc Dis. 2007; 23: 353-61.

31. Goldman S. Neurogenesis and neuronal precursor cells in the adult forebrain. Neurocientist. 1995; 1: 338-50.

32. Kempermann G, Gage FH. Neuroplasticity in old age: sustained fivefold induction of hipocampal neurogenesis by long-term environmental enrichment. Ann Neurol. 2002; 52: 135-43.

33. Goldman S, Plum F. Compensatory regeneration of the damage adult human brain. Neuroplasticity in a clinical perspective. En: Freund HJ, Sabel BA, Witte O, editores. Brain plasticity. Philadelphia: Lippincott-Raven; 1997. p. 99-107.

34. Secades JJ. Probably role of citicoline in stroke rehabilitation: review of the literature. Rev Neurol. 2012; 54: 173-9.

Capítulo 9

Tratamiento del ictus lacunar en fase aguda

J. Martí Fàbregas, R. Delgado Mederos

Unidad de Ictus
Servicio de Neurología
Hospital de la Santa Creu i Sant Pau
Universitat Autònoma de Barcelona
Barcelona

Correspondencia:
Dr. Joan Martí Fàbregas
jmarti@santpau.cat

Introducción

El infarto de tipo lacunar es la forma más prevalente de enfermedad cerebral de pequeño vaso. Ésta incluye un grupo heterogéneo desde el punto de vista patogénico y de su base patológica,[1] y se considera que en la mayoría de los casos subyace una disfunción endotelial. Los infartos lacunares constituyen del 20 % al 25 % de todos los ictus isquémicos y habitualmente se les atribuye menor gravedad en la fase aguda, menor mortalidad y mejor pronóstico de recuperación. A continuación repasamos el tratamiento durante la fase aguda, haciendo especial énfasis en los aspectos específicos relacionados con el infarto lacunar.

1 Tratamiento

1.1 Medidas generales

El tratamiento general del ictus lacunar durante la fase aguda incluye una serie de medidas dirigidas fundamentalmente a disminuir la progresión o la recurrencia precoz de la isquemia cerebral, y a prevenir las complicaciones precoces, tanto neurológicas como sistémicas. Estas medidas son similares a las que se toman para el ictus de cualquier causa (véase la tabla 1). Para su correcta aplicación, durante las fases iniciales del ictus es imprescindible la monitorización frecuente de las constantes vitales (presión arterial, frecuencia y ritmo cardiacos, temperatura, saturación de oxígeno) y del estado neurológico, preferentemente en una unidad de ictus. Las unidades de ictus aportan beneficio a los pacientes con ictus isquémico, y también en caso de ictus lacunar.[2]

- Ingreso en la unidad de ictus

- Medidas generales:

  - Reposo en cama en decúbito supino (< 30º de elevación de la cabecera)
  - Control y tratamiento de la hiperglucemia (tratar si > 150 mg/dl)
  - Control y tratamiento de la hipertermia (tratar si > 37,5 ºC)
  - Control y tratamiento de la saturación de oxígeno (tratar si pulsioximetría < 92 %)
  - Monitorización electrocardiográfica
  - Cribado y tratamiento de la disfagia según los protocolos
  - Iniciar cuanto antes la rehabilitación
  - Prevención de la trombosis venosa profunda
  - Control y tratamiento de la presión arterial. No tratar la hipertensión si no excede los 220/120 mm Hg, excepto en los pacientes en tratamiento trombolítico (mantener por debajo de 180/110 mm Hg). En los pacientes con alarma capsular valorar tratamiento vasopresor

---

- Tratamiento antitrombótico:

  - Tratamiento trombolítico: indicado en pacientes con menos de 4,5 horas de evolución desde el inicio de los síntomas, en ausencia de otras contraindicaciones
  - Tratamiento antiagregante: de elección para la prevención secundaria. De elección ácido acetilsalicílico, solo o con dipiridamol. Alternativa: clopidogrel. Iniciar cuanto antes, excepto en los pacientes tratados con trombolíticos, en quienes el inicio debe diferirse 24 horas
  - Tratamiento anticoagulante: no indicado, aunque se ha ensayado en el ictus progresivo y en la alarma capsular

---

- Tratamiento neuroprotector: no indicado en la actualidad

Tabla 1. Esquema terapéutico en la fase aguda del ictus isquémico de tipo lacunar.

1.1.1 Posición del paciente

En el ictus lacunar con frecuencia hay una pérdida de los mecanismos de autorregulación vasculares cerebrales.[3] En este contexto, el flujo sanguíneo cerebral puede variar en relación con las modificaciones en la presión de perfusión inducidas por los cambios posturales. Varios estudios con Doppler transcraneal han demostrado que la velocidad de flujo sanguíneo cerebral es sensible a los cambios de inclinación de la cabeza, con un aumento de la velocidad de flujo a medida que disminuye la inclinación.[4,5] Por ello, con el objetivo de favorecer la perfusión cerebral, en las fases iniciales del ictus es recomendable mantener al paciente en reposo absoluto en decúbito supino y con una inclinación de la cabeza que no supere los 30°.

1.1.2 Oxigenoterapia

Se recomienda instaurar tratamiento con oxígeno en aquellos casos en que la saturación de éste por pulsioximetría sea inferior al 92 %, y en los pacientes con disminución del grado de consciencia o signos de disfunción bulbar, por el riesgo de afectación de la vía aérea.

1.1.3 Temperatura corporal

Un tercio de los pacientes con ictus presenta fiebre, que en un 40 % a un 80 % de los casos se asocia a un proceso infeccioso, mientras que en el resto la causa es desconocida y en ocasiones se atribuye a un origen central. Hay una correlación entre la temperatura y la extensión del infarto. Se ha descrito una menor frecuencia de fiebre en el ictus lacunar que en el embólico, posiblemente en relación con el menor tamaño de la lesión isquémica.[6]

La elevación de la temperatura corporal en la fase aguda del ictus se asocia a una peor evolución (mayor mortalidad y discapacidad), quizá por el aumento de la demanda metabólica y el incremento de la liberación de neurotransmisores y de la producción de radicales libres.[7] El tratamiento antitérmico está indicado cuando la temperatura axilar es superior a 37,5 °C, aunque no hay estudios que hayan demostrado su beneficio de forma concluyente. Al mismo tiempo, ha de buscarse y tratarse cualquier posible proceso infeccioso, entre los que la neumonía y la infección de vías urinarias son los más frecuentes.

1.1.4 Presión arterial

Una importante proporción de pacientes que sufren un ictus isquémico experimentan una elevación espontánea de la presión arterial durante las primeras horas de evolución, y luego un descenso también espontáneo en los siguientes días en la mayoría de los casos. Esta respuesta hipertensiva aguda es más marcada en los pacientes con ictus lacunares, en particular en aquellos con antecedentes de hipertensión y de diabetes mellitus mal controlada.[8,9] Varios estudios observacionales han sugerido que tanto la hipertensión como la hipotensión en la fase aguda del ictus isquémico predicen un peor pronóstico funcional y una mayor mortalidad.[10] Cifras elevadas de presión arterial favorecen la formación de edema cerebral y la transformación hemorrágica, mientras que el descenso de la presión arterial puede condicionar un empeoramiento de la hipoperfusión y transformar la penumbra isquémica en tejido necrótico. En estudios realizados específicamente en pacientes con ictus lacunar, la elevación de la presión arterial sistólica se asoció a una mayor recurrencia vascular y a un peor pronóstico funcional a los tres meses.[11,12] Por otro lado, también se han descrito fluctuaciones motoras o síndrome de alarma capsular en relación con descensos de la presión arterial en la fase aguda del ictus lacunar.[13] Sin embargo, el manejo óptimo de la presión arterial en el ictus agudo todavía no está claramente definido. Hasta ahora, los estudios realizados no han demostrado que reducirla durante la fase aguda del ictus sea beneficioso, e incluso se ha sugerido que puede tener un efecto deletéreo si se realiza en exceso por el fallo de los mecanismos de autorregulación vasculares cerebrales. En este sentido, cabe destacar que las arteriolas perforantes carecen de colaterales y, por tanto, de capacidad de compensación.

En general se recomienda utilizar tratamiento antihipertensivo en fase aguda cuando los valores de la presión arterial sistólica o diastólica, o ambos, sean iguales o superiores a 220/120 mm Hg, excepto en los pacientes que reciben tratamiento trombolítico, en quienes se reduce el umbral de tratamiento a 185/110 mm Hg. En estos casos, el tratamiento de elección en nuestro medio es la administración intravenosa de labetalol, urapidil o, si no hay respuesta, nitroprusiato sódico. Deben evitarse las reducciones bruscas o excesivas de la presión arterial para que no se produzca una reducción de la presión de perfusión en las áreas isquémicas.

La elevación de la presión arterial durante el ictus agudo probablemente es un mecanismo de defensa frente a la hipoperfusión cerebral. En este sentido, algunos estudios han sugerido que la elevación farmacológica de la presión arterial con fármacos vasopresores puede ser eficaz en los pacientes con déficit progresivo o síndrome de alarma capsular, en quienes posiblemente interviene un mecanismo hemodinámico.[13,14]

1.1.5 Glucemia

La hiperglucemia es una complicación frecuente durante la fase aguda del ictus, tanto en los pacientes diabéticos como en los no diabéticos. Se han identificado dos fases de hiperglucemia: una precoz, que tiene lugar en las primeras 8 horas y que afecta al 50 % de los pacientes no diabéticos y al 100 % de los diabéticos, y una segunda fase más tardía, entre 48 y 88 horas después del ictus, que afecta al 27 % de los no diabéticos y al 78 % de los diabéticos.[15] Hay una asociación demostrada entre el desarrollo de hiperglucemia y su persistencia durante las primeras 48 a 72 horas y un peor pronóstico del ictus, en especial en los pacientes no diabéticos y tras el tratamiento trombolítico.[16] Aunque no se ha demostrado una relación de causa-efecto, varios estudios han sugerido que una glucemia elevada actúa acelerando el daño por reperfusión en la penumbra isquémica, inhibiendo los procesos fibrinolíticos y aumentando el riesgo de transformación hemorrágica tras la trombólisis. El estudio GLIAS *(GLycemia in Acute Stroke)* identificó que el umbral de glucemia capilar que condicionaba una peor evolución era 155 mg/dl, de manera que los pacientes que alcanzaban esta cifra en algún momento dentro de las primeras 48 horas tras el infarto cerebral tenían 2,7 veces más riesgo de muerte o de dependencia a los tres meses.[17]

Algunos autores han cuestionado la asociación entre la hiperglucemia y un peor pronóstico en el caso del ictus lacunar, e incluso han descrito un posible efecto protector de la hiperglucemia en este subgrupo.[18,19] Uyttenboogaart *et al.*[19] observaron que en el grupo pacientes con ictus no lacunar la hiperglucemia se asoció a un peor pronóstico funcional a los tres meses, mientras que en los pacientes con ictus lacunar la hiperglucemia en grado moderado (8-12 mmol/l) aumentó la probabilidad de un pronóstico favorable. Sin embargo, el pronóstico fue desfavorable con una glucemia superior a 12 mmol/l. Como hipótesis para explicar este posible efecto neutro o protector de la hiperglucemia en el ictus lacunar, se ha sugerido la frecuente ausencia de penumbra isquémica y el posible papel de la glucemia como fuente energética de rescate de los axones de la región subcortical.[16]

Los ensayos clínicos que han evaluado la eficacia de la corrección de la hiperglucemia en el ictus agudo no han conseguido demostrar el mismo beneficio observado en otras enfermedades (infarto de miocardio, enfermos graves).[20,21] Estos estudios han incluido tanto infartos lacunares como tromboembólicos. En este sentido, algunos autores defienden que en futuros estudios será necesario tener en cuenta el subtipo etiológico a la hora de evaluar la eficacia del tratamiento de la hiperglucemia en el ictus, dado su diferente impacto en el ictus lacunar. Por otro lado, la mayoría de los ensayos se han centrado en la reducción intensiva de la glucemia mediante la administración de insulina en bomba de infusión intravenosa, que incrementa el riesgo de hipoglucemia en comparación con el tratamiento estándar. Mientras no se disponga de datos concluyentes, se recomienda tratar la hiperglucemia mediante una reducción moderada con insulina rápida cuando supere los 150 mg/dl durante los primeros días. En los pacientes candidatos a tratamiento trombolítico debe evitarse iniciar el tratamiento con activador tisular del plasminógeno recombinante (rtPA) si la glucemia es superior a 400 mg/dl, porque la hiperglucemia grave puede ser un simulador de ictus y por el mayor riesgo de transformación hemorrágica. Por otro lado, en un paciente con un déficit focal agudo siempre debe descartarse la hipoglucemia, y tratarla de forma urgente en caso de estar presente, ya que también actúa como un simulador de ictus y puede provocar por sí sola una lesión neurológica.

1.1.6 Otras medidas

El trastorno de la deglución es común en los pacientes con múltiples infartos lacunares y en aquellos con infartos localizados en el troncoencéfalo. Su detección precoz ayuda a reducir el riesgo de complicaciones respiratorias, por lo que se recomienda realizar una evaluación de la deglución una vez transcurridas 24 horas desde el inicio del ictus, antes de reiniciar la ingestión oral.

Mientras dure el reposo absoluto y en los casos con un déficit motor importante que dificulte la movilización precoz, deben prevenirse la trombosis venosa profunda y la embolia pulmonar con heparina subcutánea en dosis profilácticas o con medias de compresión elástica.

1.2 *Tratamiento antitrombótico con antiagregantes y anticoagulantes*

Hay escasa información sobre la eficacia y la seguridad de los antiagregantes y de los anticoagulantes en función del subtipo etiológico en la fase aguda del ictus.

El tratamiento antiagregante es de elección para la prevención secundaria del infarto lacunar. El único antiagregante con que se han realizado ensayos clínicos es el ácido acetilsalicílico, y la dosis habitualmente recomendada es de 300 mg/día. Los resultados de dos ensayos clínicos[22,23] a gran escala y del metaanálisis de ambos[24] establecieron que el ácido acetilsalicílico, iniciado en las primeras 48 horas del ictus isquémico, puede reducir las recurrencias, aunque de forma muy modesta. El metaanálisis muestra una reducción absoluta del 0,7 % en la tasa de recurrencias y del 0,4 % en la de mortalidad. El incremento de las hemorragias es del 0,2 %. El beneficio global consiste en una reducción absoluta del 0,9 % en el riesgo de muerte o recurrencia. El análisis por subtipos clínicos según la clasificación de Oxford (incluyendo el subtipo LACI o infarto de tipo lacunar) no mostró diferencias en la eficacia.[24,25] Puesto que la asociación de ácido acetilsalicílico y dipiridamol se ha mostrado superior al ácido acetilsalicílico solo en la prevención secundaria del ictus, esta asociación se ha probado también en fase aguda en el estudio EARLY[26] y se ha comprobado que su inicio en las primeras 24 horas de evolución probablemente es seguro y eficaz, aunque no se comunicaron los resultados en función de la etiología. Si el paciente no tolera el ácido acetilsalicílico o ha presentado el infarto actual cuando ya la estaba tomando, la alternativa es el clopidogrel, que debe administrarse con una dosis de carga de 300 mg seguida de 75 mg al día. A pesar de que la asociación de ácido acetilsalicílico y clopidogrel no es apropiada a largo plazo debido a las complicaciones hemorrágicas, un estudio[27] ha sugerido que en las primeras 24 horas podría tener una eficacia superior a la del ácido acetilsalicílico solo. Aproximadamente una cuarta parte de los pacientes incluidos tenía un infarto lacunar, pero el estudio finalizó prematuramente por un ritmo lento de inclusión de pacientes, por lo cual el perfil de beneficio y riesgo de esta asociación no está demostrado para el ictus isquémico en general ni para el subtipo lacunar en particular.

Los fármacos anticoagulantes no tienen indicación establecida en los pacientes con infarto lacunar agudo,[25] aunque se han utilizado en infartos progresivos y en el síndrome de la alarma capsular.

1.3 Tratamiento trombolítico

En 1995 se publicó el primer ensayo clínico positivo sobre la trombólisis por vía intravenosa con rt-PA en pacientes con ictus isquémico de menos de tres horas de evolución.[28] Este ensayo y otros estudios confirmatorios transformaron la concepción del ictus y lo convirtieron en una emergencia médica tratable. Actualmente está bien establecida la eficacia de este tratamiento en las primeras 4,5 horas desde el inicio de los síntomas, y se encuentran en marcha estudios destinados a prolongar esta ventana terapéutica en pacientes seleccionados.[29] La isquemia de tipo lacunar fue la etiología del 8,8 % de los pacientes del registro SITS-MOST *(Safe Implementation of Thrombolysis in Stroke-Monitoring Study)* y del 5,4 % de los de un registro prospectivo llevado a cabo en Cataluña.[30] Puesto que el infarto lacunar constituye alrededor del 20 % del total de los ictus isquémicos, parece claro que un gran porcentaje de pacientes con infarto lacunar no recibe este tratamiento, ya sea por presentar un déficit leve o por acudir demasiado tarde al hospital, tal vez por el mismo motivo. Sin embargo, la administración de trombolíticos por vía intravenosa en los pacientes con isquemia de tipo lacunar ha generado controversia; algunos autores creen que no debe administrarse trombólisis intravenosa a los pacientes sin oclusión arterial demostrable, mientras que otros defienden que la fisiopatología del infarto lacunar también incluye la presencia de un trombo de fibrina que ocluye la arteriola perforante y, por tanto, podrían beneficiarse igualmente del tratamiento, a pesar de que la oclusión no sea demostrable con los métodos actualmente disponibles. Aunque las técnicas avanzadas de neuroimagen, en especial la resonancia magnética, permiten el diagnóstico de isquemia de tipo lacunar de forma fiable, en el servicio de urgencias la capacidad diagnóstica se encuentra habitualmente limitada, y un síndrome lacunar agudo corresponde a un infarto lacunar tan sólo en un tercio de los casos.[31] Hay escasos estudios centrados en evaluar el beneficio de la trombólisis en los síndromes lacunares[32] y sugieren que no se observan diferencias significativas entre los resultados clínicos de los pacientes que se presentan como síndromes lacunares y los de aquellos que tienen síndromes no lacunares. Si en lugar de síndromes analizamos etiologías (es decir, infartos lacunares frente a no lacunares), una revisión del estudio NINDS *(National Institute of Neurological Disorders)* americano concluyó que la trombólisis aporta un beneficio generalizado con independencia del subtipo etiológico,[33] lo cual también fue corroborado por un estudio observacional.[34] Un estudio retrospectivo observacional y unicéntrico mostró que los pacientes con infartos lacunares tenían mejor pronóstico, incluso tras ajustar por variables pronósticas como la puntuación NIHSS *(National Institute of Health Stroke Scale)* y la edad, y un nulo riesgo de hemorragia sintomática.[35] Hasta un 38 % de los pacientes con déficit neurológico leve corresponden al sugbrupo etiológico de infarto lacunar,[36] y el 27 % de los que presentan déficit neurológicos leves tienen un mal pronóstico,[37] por lo que se ha propuesto que también deben recibir tratamiento trombolítico.

Por todo ello, proponemos que los síndromes lacunares, correspondan finalmente a un infarto lacunar o no, deben recibir tratamiento trombolítico intravenoso aunque no haya oclusión, incluso en aquellos casos en que el déficit neurológico, a pesar de ser leve, pueda originar una importante discapacidad. En un estudio de cuatro casos con alarma capsular, el tratamiento con trombólisis intravenosa después de tres a seis episodios de déficit motor o sensitivomotor se asoció a un pronóstico excelente en tres de los pacientes.[38]

1.4 *Neuroprotección*

La neuroprotección en el ictus incluye el conjunto de estrategias terapéuticas dirigidas al bloqueo de los procesos bioquímicos de la cascada isquémica que conducen a la necrosis o apoptosis neuronal en el área de penumbra isquémica. El control de los parámetros biológicos (temperatura corporal, glucemia y presión arterial) en la fase aguda del ictus forma parte de la neuroprotección no farmacológica. En cuanto a la neuroprotección con fármacos, a pesar de los prometedores resultados en modelos experimentales de isquemia cerebral, hasta ahora ninguna medida farmacológica ha demostrado de forma concluyente un efecto beneficioso en los humanos, por lo que de momento no disponemos de datos suficientes que avalen el uso de neuroprotectores en el tratamiento del ictus.

Un estudio reciente[39] ha demostrado que la citicolina no es un tratamiento eficaz en la fase aguda del ictus isquémico, si bien hay que destacar que sólo el 5 % de los pacientes reclutados en el estudio ICTUS *(International Citicoline Trial on acUte Stroke)* tenían infartos lacunares. Debido a que el perfil clínico de los pacientes incluidos en este estudio es bastante distinto al de la patología de pequeño vaso, carecemos aún de información para hacer recomendaciones respecto al uso de citicolina en la fase aguda del ictus lacunar.

Probablemente uno de los principales motivos que justifican la ineficacia de la neuroprotección en los estudios realizados hasta ahora es la estrecha ventana terapéutica que existe en el ictus. En este sentido, hay datos que sugieren que la sustancia blanca tiene una mayor tolerancia a la isquemia que la sustancia gris, por lo que hipotéticamente la ventana terapéutica para la neuroprotección en el ictus subcortical o lacunar puede ser mayor que en el ictus cortical.

Uno de los agentes actualmente en estudio y que tiene especial interés en el ictus lacunar es el magnesio. El magnesio actúa bloqueando el receptor NMDA y los canales de calcio dependientes del voltaje. A diferencia de la mayoría de los neuroprotectores estudiados, el magnesio ha mostrado un efecto protector de la sustancia blanca en modelos de isquemia subcortical.[40] El estudio IMAGES *(Intravenous Magnesium Efficacy in Stroke)* es un ensayo de fase III aleatorizado, doble ciego y controlado con placebo, que evaluó la eficacia del sulfato de magnesio por vía intravenosa en pacientes con ictus isquémico agudo de menos de 12 horas de evolución.[41] En este estudio, el tratamiento con magnesio no demostró una reducción significativa en el objetivo primario (mortalidad o discapacidad a los 90 días) globalmente, pero en el análisis de subgrupos preespecificado se observó un efecto beneficioso en el grupo de pacientes con ictus isquémico lacunar en cuanto a una reducción en la tasa de discapacidad a los 90 días. Este efecto fue superior en los pacientes jóvenes, con cifras altas de presión arterial y sin antecedentes de cardiopatía isquémica.[42] Aunque estos resultados aún requieren ser confirmados en futuros ensayos clínicos, abren la posibilidad de que los pacientes con ictus lacunares constituyan el grupo diana adecuado para aquellos fármacos neuroprotectores con actividad biológica sobre la sustancia blanca.

Bibliografía

1. Pantoni L. Cerebral small vessel disease: from pathogenesis and clinical characteristics to therapeutic challenges. Lancet Neurol. 2010; 9: 689-701.

2. Alvarez Sabín J, Alonso de Leciñana M, Gállego J, Gil-Peralta A, Casado I, Castillo J, *et al.* Plan de atención sanitaria al ictus. Neurologia. 2006; 21: 717-26.

3. Molina C, Sabin JA, Montaner J, Rovira A, Abilleira S, Codina A. Impaired cerebrovascular reactivity as a risk marker for first-ever lacunar infarction: a case-control study. Stroke. 1999; 30: 2296-301.

4. Schwarz S, Georgiadis D, Aschoff A, Schwab S. Effects of body position on intracranial pressure and cerebral perfusion in patients with large hemispheric stroke. Stroke. 2002; 33: 497-501.

5. Wojner-Alexander AW, Garami Z, Chernyshev OY, Alexandrov AV. Heads down: flat positioning improves blood flow velocity in acute ischemic stroke. Neurology. 2005; 64: 1354-7.

6. Hindfelt B. The prognostic significance of subfebrility and fever in ischaemic cerebral infarction. Acta Neurol Scan. 1976; 53: 72-9.

7. Hajat C, Hajat S, Sharma P. Effects of post-stroke pyrexia on stroke outcome: a meta-analysis of studies in patients. Stroke. 2000; 31: 410-4.

8. Semplicini A, Maresca A, Boscolo G, Sartori M, Rocchi R, Giantin V, *et al.* Hypertension in acute ischemic stroke: a compensatory mechanism or an additional damaging factor? Arch Intern Med. 2003; 163: 211-6.

9. Toyoda K, Okada Y, Fujimoto S, Hagiwara N, Nakachi K, Kitazono T, *et al.* Blood pressure changes during the initial week after different subtypes of ischemic stroke. Stroke. 2006; 37: 2637-9.

10. Castillo J, Leira R, García MM, Serena J, Blanco M, Dávalos A. Blood pressure decrease during the acute phase of ischemic stroke is associated with brain injury and

poor stroke outcome. Stroke. 2004; 35: 520-6.

11. Blanco M, Castellanos M, Rodríguez-Yáñez M, Sobrino T, Leira R, Vivancos J, *et al.* High blood pressure and inflammation are associated with poor prognosis in lacunar infarctions. Cerebrovasc Dis. 2006; 22: 123-9.

12. Yamamoto Y, Akiguchi I, Oiwa K, Hayashi M, Kasai T, Ozasa K. Twenty-four-hour blood pressure and MRI as predictive factors for different outcomes in patients with lacunar infarct. Stroke. 2002; 33: 297-305.

13. Lalive PH, Mayor I, Sztajzel R. The role of blood pressure in lacunar strokes preceded by TIAs. Cerebrovasc Dis. 2003; 16: 88-90.

14. Marzan AS, Hungerbühler HJ, Studer A, Baumgartner RW, Georgiadis D. Feasibility and safety of norepinephrine-induced arterial hypertension in acute ischemic stroke. Neurology. 2004; 62: 1193-5.

15. Allport L, Baird T, Butcher K, Macgregor L, Prosser J, Colman P, *et al.* Frequency and temporal profile of poststroke hyperglycemia using continuous glucose monitoring. Diabetes Care. 2006; 29: 1839-44.

16. Luitse MJ, Biessels GJ, Rutten GE, Kappelle LJ. Diabetes, hyperglycaemia, and acute ischaemic stroke. Lancet Neurol. 2012; 11: 261-71.

17. Fuentes B, Castillo J, San José B, Leira R, Serena J, Vivancos J, *et al.* The prognostic value of capillary glucose levels in acute stroke: the GLycemia in Acute Stroke (GLIAS) study. Stroke. 2009; 40: 562-8.

18. Bruno A, Biller J, Adams HP Jr, Clarke WR, Woolson RF, Williams LS, *et al.* Acute blood glucose level and outcome from ischemic stroke: Trial of ORG 10172 in Acute Stroke Treatment (TOAST) investigators. Neurology. 1999; 52: 280-4.

19. Uyttenboogaart M, Koch MW, Stewart RE, Vroomen PC, Luijckx GJ, De Keyser J. Moderate hyperglycaemia is associated with favourable outcome in acute lacunar stroke. Brain. 2007; 130: 1626-30.

20. Gray CS, Hildreth AJ, Sandercock PA, O'Connell JE, Johnston DE, Cartlidge NE, *et al.* Glucose-potassium-insulin infusions in the management of post-stroke hypergly-

caemia: the UK Glucose Insulin in Stroke Trial (GIST-UK). Lancet Neurol. 2007; 6: 397-406.

21. Bellolio MF, Gilmore RM, Stead LG. Insulin for glycaemic control in acute ischaemic stroke. Cochrane Database Syst Rev. 2011; 9: CD005346.

22. The International Stroke Trial (IST): a randomised trial of aspirin, subcutaneous heparin, both, or neither among 19 435 patients with acute ischaemic stroke. International Stroke Trial Collaborative Group. Lancet. 1997; 349: 1569-81.

23. CAST: randomised placebo-controlled trial of early aspirin use in 20,000 patients with acute ischaemic stroke. Chinese Acute Stroke Trial (CAST) Collaborative Group. Lancet. 1997; 349: 1641-9.

24. Chen ZM, Sandercock P, Pan HC Counsell C, Collins R, Liu LS, *et al.* Indications for early aspirin use in acute ischemic stroke: a combined analysis of 40 000 randomized patients from the Chinese Acute Stroke Trial and the International Stroke Trial. On behalf of the CAST and IST collaborative groups. Stroke. 2000; 31: 1240-9.

25. Coull BM, Williams LS, Goldstein LB, Meschia JF, Heitzman D, Chaturvedi S, *et al.* Anticoagulants and antiplatelet agents in acute ischemic stroke: report of the Joint Stroke Guideline Development Committee of the American Academy of Neurology and the American Stroke Association (a division of the American Heart Association). Stroke. 2002; 33: 1934-42.

26. Dengler R, Diener HC, Schwartz A, Grond M, Schumacher H, Machnig T, *et al.* Early treatment with aspirin plus extended-release dipyridamole for transient ischaemic attack or ischaemic stroke within 24 h of symptom onset (EARLY trial): a randomised, open-label, blinded-endpoint trial. Lancet Neurol. 2010; 9: 159-66.

27. Kennedy J, Hill MD, Ryckborst KJ, Eliasziw M, Demchuk AM, Buchan AM; FASTER Investigators. Fast assessment of stroke and transient ischaemic attack to prevent early recurrence (FASTER): a randomised controlled pilot trial. Lancet Neurol. 2007; 6: 961-9.

28. The National Institute of Neurological Disorders and Stroke rt-PA Stroke Study Group. Tissue plasminogen activator for acute ischemic stroke. N Engl J Med. 1995; 333: 1581-7.

29. Alonso de Leciñana M, Egido JA, Casado I, Ribó M, Dávalos A, Masjuan J, *et al.* Guidelines for the treatment of acute ischaemic stroke. Neurologia. 2011 Dec 6. [Epub ahead of print].

30. Abilleira S, Dávalos A, Chamorro A, Álvarez-Sabín J, Ribera A, Gallofré M; Catalan Stroke Code and Thrombolysis Study Group. Outcomes of intravenous thrombolysis after dissemination of the stroke code and designation of new referral hospitals in Catalonia: the Catalan Stroke Code and Thrombolysis (Cat-SCT) Monitored Study. Stroke. 2011; 42: 2001-6.

31. Toni D, Iweins F, von Kummer R, Busse O, Bogousslavsky J, Falcou A, *et al.* Identification of lacunar infarcts before thrombolysis in the ECASS I study. Neurology. 2000; 54: 684-8.

32. Cocho D, Belvís R, Martí-Fàbregas J, Bravo Y, Aleu A, Pagonabarraga J, *et al.* Does thrombolysis benefit patients with lacunar syndrome? Eur Neurol. 2006; 55: 70-3.

33. The NINDS t-PA Stroke Study Group. Generalized efficacy of t-PA for acute stroke. Stroke. 1997; 28: 2119-25.

34. Hsia AW, Sachdev HS, Tomlinson J, Hamilton SA, Tong DC. Efficacy of IV tissue plasminogen activator in acute stroke: does stroke subtype really matter? Neurology. 2003; 61: 71-5.

35. Mustanoja S, Meretoja A, Putaala J, Viitanen V, Curtze S, Atula S, *et al.* Outcome by stroke etiology in patients receiving thrombolytic treatment: descriptive subtype analysis. Stroke. 2011; 42: 102-6.

36. Köhrmann M, Nowe T, Huttner HB, Engelhorn T, Struffert T, Kollmar R, *et al.* Safety and outcome after thrombolysis in stroke patients with mild symptoms. Cerebrovasc Dis. 2009; 27: 160-6.

37. Smith EE, Abdullah AR, Petkovska I, Rosenthal E, Koroshetz WJ, Schwamm LH. Poor outcomes in patients who do not receive intravenous tissue plasminogen activator because of mild or improving ischemic stroke. Stroke. 2005; 36: 2497-9.

38. Vivanco-Hidalgo RM, Rodríguez-Campello A, Ois A, Cucurella G, Pont-Sunyer C, Gomis M, *et al.* Thrombolysis in capsular warning syndrome. Cerebrovasc Dis. 2008; 25: 508-10.

39. Dávalos A, Álvarez-Sabín J, Castillo J, Díez-Tejedor E, Ferro J, Martínez-Vila E, *et al.*, for the International Citicoline Trial on acUte Stroke (ICTUS) trial investigators. Citicoline in the treatment of acute ischaemic stroke: an international, randomised, multicentre, placebo-controlled study (ICTUS trial). Lancet. 2012 Jun [Epub ahead of print].

40. Ransom BR, Stys PK, Waxman SG. The pathophysiology of anoxic injury in central nervous system white matter. Stroke. 1990; 21 (11 Suppl): III52-7.

41. Muir KW, Lees KR, Ford I, Davis S. Magnesium for acute stroke (Intravenous Magnesium Efficacy in Stroke trial): randomised controlled trial. Lancet. 2004; 363: 439-45.

42. Aslanyan S, Weir CJ, Muir KW, Lees KR. Magnesium for treatment of acute lacunar stroke syndromes: further analysis of the IMAGES trial. Stroke. 2007; 38: 1269-73.

Capítulo 10

Prevención secundaria y tratamiento de la presión arterial en el infarto lacunar

F. Rubio,[1,2] P. Cardona[2,3]

[1] Servicio de Neurología
Hospital Universitari de Bellvitge
Universitat de Barcelona
L'Hospitalet de Llobregat
Barcelona

[2] Institut d'Investigació Biomèdica
de Bellvitge (IDIBELL)
Universitat de Barcelona
L'Hospitalet de Llobregat
Barcelona

[3] Unidad de Ictus
Servicio de Neurología
Hospital Universitari de Bellvitge
Universitat de Barcelona
L'Hospitalet de Llobregat
Barcelona

Correspondencia:
Dr. Francisco Rubio Borrego
frubio@bellvitgehospital.cat

Introducción

Los infartos lacunares tienen un pronóstico inicialmente bueno, con recuperación funcional y muy escasa mortalidad hospitalaria (1-2 %). Esto les hace aparecer como más leves que los infartos aterotrombóticos o cardioembólicos.[1] Las recidivas al año son también bajas. La mortalidad se eleva de manera importante a los 5 años (27,4 %), y a los 10 años llega al 60 %.[2] Esto nos indica que la enfermedad de pequeño vaso continúa su curso por tratarse de una enfermedad diseminada, no sólo del cerebro, pues afecta a otros vasos del individuo y su pronóstico no es tan benigno.[3] En los pacientes ancianos hay una mayor incidencia de fibrilación auricular y menores tasas de hipertensión.[4]

La recurrencia del infarto cerebral es de un 22,4 % a los 5 años, en gran parte nuevos infartos lacunares, pero también en forma de hemorragias cerebrales. La recurrencia es mayor si hay varios infartos lacunares o leucoaraiosis.[2] Los factores de riesgo más relacionados con las recurrencias son la hipertensión arterial y la diabetes. La ocurrencia de un nuevo episodio acelera el deterioro cognitivo un 16 %, y si hay múltiples recurrencias la cifra llega a un 40 %.[5]

Al plantearse el tema de la prevención secundaria del infarto lacunar es necesario hacer algunas consideraciones:

- La enfermedad de pequeño vaso es diseminada.
- Hay alteraciones en el endotelio de los vasos profundos, con lesión de la barrera hematoencefálica y extravasación de plasmina y de otras proteasas que aceleran el daño neuronal.[6]
- El proceso patológico puede cursar de manera asintomática o con clínica menos expresiva, hasta el momento en que se manifiesta con alteraciones neurológicas o radiológicas.

Los grandes problemas clínicos que nos preocupan son:

- Nuevas lesiones con déficit neurológicos incapacitantes.
- Lesiones bilaterales hemisféricas o del tronco con aparición del llamado síndrome pseudobulbar.
- Deterioro cognitivo que conduce a una demencia de tipo vascular.
- Otras lesiones vasculares y la posibilidad de muerte de causa vascular.

Y los posibles tratamientos para la prevención secundaria en el infarto lacunar (véase la figura 1) son:

- Antitrombóticos: antiagregantes y anticoagulantes.
- Estatinas.
- Control y ajuste de la presión arterial.
- Control de la diabetes mellitus.
- Hábitos de vida y de alimentación adecuados.
- Otros poco habituales.

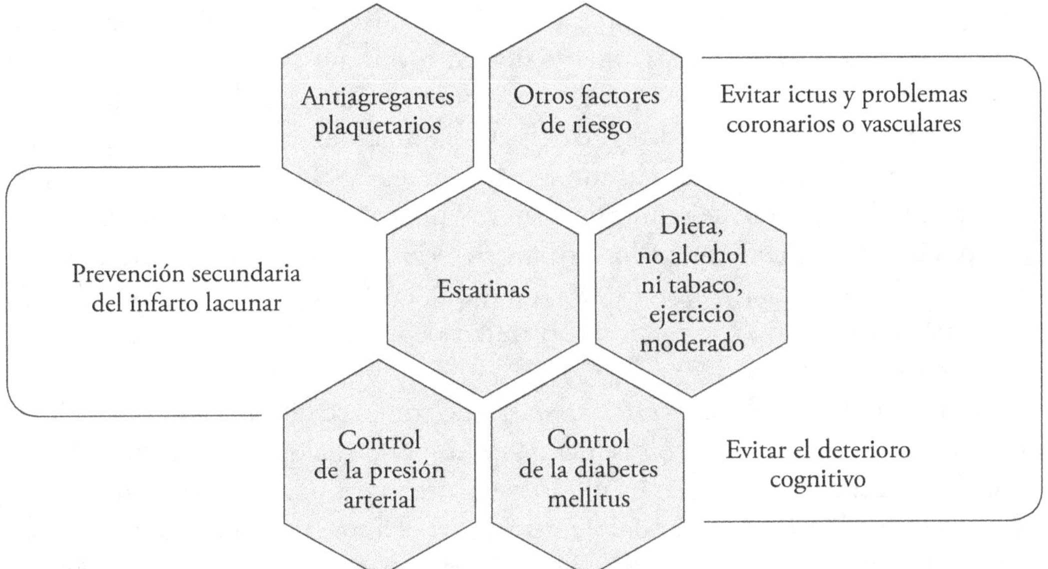

Figura 1. Esquema de la prevención secundaria en los infartos lacunares.

1　Tratamientos antitrombóticos

1.1　*Antiagregantes plaquetarios*

Los estudios con antiagregantes plaquetarios se han centrado de forma prioritaria en los ictus isquémicos en general, y no hay estudios específicos sobre los infartos lacunares. Revisamos a continuación aquellos con seguimiento a largo plazo para la presentación de nuevos accidentes vasculares.

El estudio CATS *(Canadian-American Ticlopidine Study),*[7] aleatorizado y doble ciego, comparó con placebo la ticlopidina a dosis de 500 mg, y presentó sus resultados en 1989. En el subgrupo de infartos lacunares sólo había 274 pacientes y se constató una reducción del 30,3 % en el riesgo relativo de ictus, infarto de miocardio y mortalidad cardiovascular. No hay información más detallada sobre los infartos lacunares, pero sabemos que el porcentaje de hemorragias es muy bajo (menos del 1 % en ambos grupos). Sin embargo, otro estudio[8] no halló diferencias significativas entre el ácido acetilsalicílico y la ticlopidina en el subgrupo de infarto lacunar.

El estudio JASPS *(Japanese Antiplatelet Stroke Prevention Study),* también aleatorizado y prospectivo, comparó antiagregantes con placebo. En el brazo de los antiagregantes se contemplaba la posibilidad de tomar ácido acetilsalicílico, ticlo-pidina o ambos, y fue el primer intento de demostrar que la doble antiagregación podía ser más efectiva para reducir el riesgo posterior de un episodio de isquemia cerebral. Es un estudio muy irregular en sus planteamientos, con dosis variables de ambos antiagregantes y doble antiagregación según el criterio del médico responsable. Los resultados se publicaron en 1994. La diferencia en cuanto a nuevos sucesos clínicos isquémicos en los grupos tratados y no tratados fue irrelevante, pero favorable a los no tratados (3,4 % frente a 2,9 %). Por el contrario, el número de hemorragias fue mayor en el grupo tratado con antiagregantes, pero es muy escaso y no significativo.[9]

En el *Cilostazol stroke prevention study,*[10] que comparó cilostazol frente a place-bo, se estudiaron pacientes con isquemia cerebral de cualquier tipo. En el grupo de infartos lacunares se registraron 810 pacientes, con una reducción del riesgo relativo de ictus de un 43 % anual. La revisión Cochrane indica una superioridad global en la prevención secundaria del ictus en comparación con el ácido acetil-salicílico, y con menos efectos indeseables.[10]

Los estudios controlados de doble antiagregación con ácido acetilsalicílico o clopidogrel frente a la suma de ambos no han tenido, globalmente, un resultado exitoso. En el estudio MATCH *(Management of A Therothrombosis with Clopido-grel in High-risk patients)*[11] la respuesta fue mejor en el grupo de doble antiagre-gación en comparación con clopidogrel, pero no fue significativa y se registró un mayor número de hemorragias. Sin embargo, no hay un análisis específico de los infartos lacunares. Algo parecido sucede en el estudio CHARISMA *(Clopidogrel for High Atherothrombotic Risk and Ischemic Stabilization, Management, and Avoi-dance),*[12] con tratamiento con ácido acetilsalicílico en todos los pacientes más un brazo de clopidogrel frente a placebo, en el cual las diferencias tampoco fueron significativas pero no hay datos específicos sobre infartos lacunares.

La adición de dipiridamol al ácido acetilsalicílico reporta beneficios al uso aisla-do de éste en los estudios ESPS-2 *(European Stroke Prevention Study 2)*[13] y ESPRIT *(European/Australasian Stroke Prevention in Reversible Ischaemia Trial),*[14] pero en ningún caso la combinación es superior al clopidogrel (75 mg). En el ESPS-2 se demostró, además, que la antiagregación es igualmente útil en la enfermedad de grande y de pequeño vaso.[13]

En el estudio PRoFESS *(Prevention Regimen for Effectively Avoiding Second Strokes)*[15] se comparó la eficacia de dos tratamientos: clopidogrel frente a ácido acetilsalicílico más dipiridamol de liberación prolongada. No hubo superioridad en cuanto a eficacia entre los dos tratamientos. Al contrario que en el subgrupo de lesión de gran vaso, en los infartos lacunares se observó una ligera diferencia a favor del grupo de ácido acetilsalicílico más dipiridamol, pero sin significación estadística.

El estudio SPS-3 *(Secondary Prevention of Small Subcortical Strokes)*[16] es el primer estudio dedicado totalmente a la prevención secundaria en los infartos lacunares. En una de sus partes está investigando la eficacia de un tratamiento antiagregante con ácido acetilsalicílico (325 mg) en comparación con éste a la misma dosis más clopidogrel (75 mg). Además, el estudio combina el tratamiento habitual o más intensivo de la presión arterial. El estudio SPS-3, que incluyó 3.020 pacientes con infartos lacunares recientes tras un seguimiento de 3,4 años, mostró que el riesgo de ictus recurrente no se redujo por el doble tratamiento antiagregante (ácido acetilsalicílico más clopidogrel) en comparación con ácido acetilsalicílico solo *(hazard ratio* [HR]: 0,92; intervalo de confianza del 95 % [IC 95 %]: 0,72-1,16). Sin embargo, el tratamiento combinado dobló el riesgo de presentar hemorragias (HR: 1,97; IC 95 %: 1,41-2,71; *p* < 0,001). Otro dato inesperado fue el aumento de la mortalidad por cualquier causa entre los que recibían tratamiento combinado (HR: 1,52; IC 95 %: 1,14-2,04; *p* = 0,004). Por ello, añadir clopidogrel al tratamiento antiagregante estándar con ácido acetilsalicílico no sería recomendable, ya que no se reduce la recurrencia del ictus tras un infarto lacunar y aumenta el riesgo de complicaciones hemorrágicas y de muerte.

1.2 *Anticoagulantes*

Sólo están indicados en el infrecuente caso de los infartos lacunares de origen embólico cardiaco. La mayoría de los infartos profundos cardiogénicos son infartos estriatocapsulares y, por tanto, de mayor tamaño.

El estudio WARSS *(Warfarin-Aspirin Recurrent Stroke Study)*[17] valoró 1.237 pacientes con infarto lacunar entre toda la muestra: la recurrencia de ictus o la muerte a los 30 días fue del 9 % en el grupo de warfarina y del 8 % en el tratado con ácido acetilsalicílico. Por tanto, no hay base para emplear anticoagulantes de manera habitual.

2 Tratamiento con estatinas

Las estatinas se consideran un tratamiento preventivo adecuado en todos los tipos de ictus isquémico. Su importancia en la prevención secundaria del infarto lacunar ha sido valorada en algunos trabajos no específicos y en algunos registros.

El efecto preventivo de las estatinas se ha constatado en estudios observacionales retrospectivos con pacientes de registros hospitalarios. En el grupo de infartos lacunares, los pacientes con tratamiento previo tenían unas mejores puntuaciones en el momento del alta, con valor significativo. Igual resultado tenían los infartos aterotrombóticos, pero no los cardioembólicos.

El estudio SPARCL *(Stroke Prevention by Aggressive Reduction in Cholesterol Levels)*[18] observó una menor tasa de recidivas de ictus de todos los subtipos, incluyendo el infarto lacunar (13,1 % frente a 15,5 %). La atorvastatina en dosis de 80 mg es eficaz en la prevención de ictus o de otros accidentes vasculares. Los resultados, que son similares a los de la prevención en los pacientes con enfermedad ateromatosa de gran vaso, indican que el tratamiento con estatinas ha de ser intensivo, además de la medicación antitrombótica y antihipertensiva, para evitar nuevos ictus y problemas cardiovasculares. El tratamiento con estatinas en prevención secundaria está indicado en los pacientes con cifras elevadas o normales de lípidos.

En un subestudio del estudio SPARCL[19] con análisis de los diversos subgrupos de ictus isquémicos se confirmó que no había diferencias significativas entre el infarto lacunar y los demás grupos. De todas formas, el poder estadístico de los subgrupos es bajo y podría haber diferencias con series más grandes.

En las guías del Grupo de Estudio de Enfermedades Cerebrovasculares (GEECV)[20] de la Sociedad Española de Neurología se recomienda el tratamiento intensivo para conseguir una concentración de lipoproteínas de baja densidad de 70 mg/dl. El efecto beneficioso se deriva también de los otros efectos de las estatinas: neuroprotección y estabilización de la pared vascular.

Un mecanismo asociado de las estatinas podría ser la mejora de la vasorreactividad cerebral en los pacientes con lesiones de vaso pequeño. Sin embargo, el estudio Lacunar-BICHAT *(Lacunar Bain Infarction, Cerebral Hypereactivity, and Atorvastatin Trial)*[21] no mostró resultados positivos en un seguimiento a tres meses después del tratamiento con atorvastatina (80 mg). La reactividad está alterada en los pacientes con infartos lacunares clínicos y no en aquellos que sólo tienen factores de riesgo.

El tratamiento previo con estatinas determina un mejor pronóstico en los pacientes con ictus isquémico, y es un factor independiente.[22]

En cuanto a la prevención primaria del ictus, el tratamiento con rosuvastatina en personas con colesterol normal, pero con valores elevados de proteína C reactiva, se asoció a una reducción de la aparición de ictus del 48 %, y al hacer un metaanálisis del estudio JUPITER *(Justification for the Use of statins in Prevention: an Intervention Trial Evaluating Rosuvastatin)* con ensayos previos de prevención primaria que usaban otras estatinas se observó una reducción significativa en prevención primaria de ictus.[23] Sin embargo, estos estudios no ofrecen información sobre las causas de los ictus que se prevenían, y actualmente es difícil hacer una recomendación específica para la patología de pequeño vaso.

3　Control de la presión arterial

Se considera adecuado hablar de control de la presión arterial, y no de tratamiento de la hipertensión arterial, porque es muy importante mantener unos valores adecuados de presión y no sólo limitarse al control mínimo en cifras inferiores a 140/90 mm Hg.

La hipertensión arterial es el factor de riesgo más importante de los infartos lacunares y, por tanto, el principal a tratar para evitar nuevos episodios vasculares.

El tratamiento y el control de la presión arterial contribuye también a disminuir el deterioro cognitivo y la leucoaraiosis. Parece mucho más importante el control adecuado de la presión arterial que el tratamiento empleado.

En el estudio PROGRESS *(Perindopril Protection Against Recurrent Stroke Study)*[24] la muestra era de 6.105 pacientes, con una mayoría de casos con infarto cerebral o accidente isquémico transitorio de diverso origen y un 11 % de hemorragias cerebrales. El 48,5 % de los pacientes eran hipertensos y el resto normotensos. El seguimiento medio fue de 4,1 años. Se valoró la reducción del número de episodios importantes (ictus isquémico o hemorrágico con o sin muerte), y como objetivos secundarios la combinación de ictus, infarto de miocardio o muerte vascular, y la aparición de deterioro cognitivo.

En el grupo de tratamiento los resultados fueron superiores a los del placebo. La reducción del riesgo relativo en el ictus fue de un 28 %, en el número de episodios vasculares importantes fue de un 26 % y la mortalidad se redujo un 4 %.

El tratamiento con perindopril e indapamida es superior al perindopril solo, con una disminución relativa del riesgo de ictus de un 28 % y de los episodios vasculares importantes de un 26 % (véanse la tabla 1 y la figura 2).

En el grupo de infartos lacunares, Chapman *et al.*[25] observaron que los datos no eran diferentes a los del resto de los infartos isquémicos. La disminución del riesgo relativo fue del 23 %.

Al considerar la presión arterial, la reducción es mayor con la doble medicación: una media de 12/5 mm Hg respecto a la medicación sólo con perindopril, que lograba una reducción media de 5/3 mm Hg.

	Activo	Placebo	RR	RRR
PAS 160 mm Hg	57	106	0,5	47 %
PAS 140-159 mm Hg	54	87	0,6	41 %
PAS < 140 mm Hg	39	62	0,7	39 %
PAD mm Hg	27	68	0,3	62 %
PAD mm Hg	65	99	0,7	62 %
PAD mm Hg	58	88	0,7	36 %
Total	150	255	0,55	43 %

Tabla 1. Estudio PROGRESS. RR: riesgo relativo; RRR: reducción del riesgo relativo.

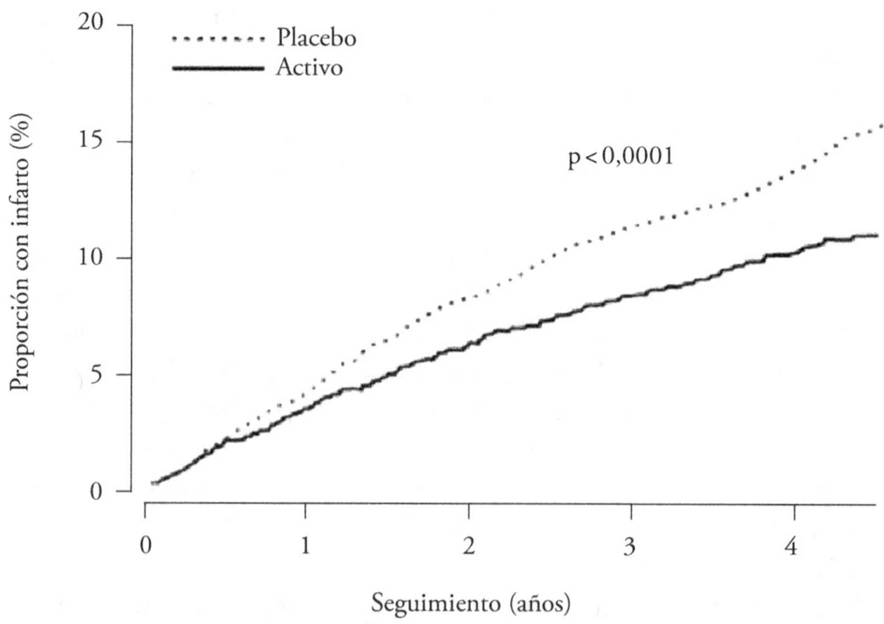

*Figura 2. Estudio PROGRESS. Diferencia entre tratamiento
con perindopril más indapamida y placebo.*

El estudio MOSES *(Morbidity and Mortality After Stroke, Eprosartan Compared With Nitrendipine for Secondary Prevention Study)*[26] valoró la eficacia de eprosartán en comparación con nitrendipino. El grado de control de las cifras de presión arterial era similar en ambos grupos. El número de ictus era algo menor en el grupo de eprosartán, hay muchos datos de nuevos accidentes isquémicos transitorios en ambos grupos y la cifra global de episodios cardiovasculares es menor, con significación estadística, en el brazo de eprosartán. Por tanto, hemos de entender que no todos los tratamientos son iguales, y que hay otros mecanismos no directamente ligados al control de la presión arterial. Si los bloqueantes del receptor de la angiotensina funcionan mejor puede deberse a una acción más específica sobre los receptores de la angiotensina de tipo 1, sin que se afectara la de tipo 2, que estarían ligados a acciones favorables sobre el endotelio vascular. Otras acciones posibles serían un mejor control de la diabetes y la prevención de la fibrilación auricular.

El estudio HYVET *(The Hypertension in the Very Elderly Trial)*[27] estaba orientado a la reducción de los ictus en pacientes hipertensos mayores de 80 años, con una diana de menos de 150/80 mm Hg. El grupo de tratamiento activo consiguió una reducción de la presión arterial de 15/6,1 mm Hg de media. El tratamiento activo se asoció con una reducción de la tasa de ictus de un 30 %. También fue beneficioso en la reducción de las muertes por ictus, enfermedad vascular u otras causas, y en la presentación de insuficiencia cardiaca. La conclusión indica que el tratamiento con indapamida, con o sin perindopril, también es útil en los pacientes ancianos.

El estudio ASCOT-BLPA *(Anglo-Scandinavian Cardiac Outcomes Trial – Blood Pressure Lowering Arm)*[28] demostró claras diferencias a favor de la combinación de amlodipino y perindopril frente a la de bloqueante y diurético. No hay datos específicos sobre el infarto lacunar, pero sí hay una consideración importante en el control de la presión arterial. Los pacientes del grupo de amlodipino con perindopril tuvieron una menor variabilidad en las cifras de presión arterial, factor que puede ser determinante para evitar nuevos episodios.

El estudio PRoFESS[29] valoró la eficacia del telmisartán frente a placebo con el objetivo primario de reducir la tasa de nuevos ictus. Sus datos resultaron negativos y no hubo diferencias significativas a favor del grupo tratado. No hay datos específicos sobre los infartos lacunares.

El metaanálisis de Law *et al.*[30] es el más importante sobre la reducción de la presión arterial y su influencia en el ictus, e incluye la valoración de los pacientes que deben recibir tratamiento. Se concluye que la reducción de la presión arterial es el mayor factor de beneficio con independencia del fármaco empleado (antago-

Guías	Presión arterial al inicio	Fármacos	Objetivo
ESO 2008[32]	HTA o normal	Perindopril + indapamida	< 120/80 mm Hg
GEECV-2011[33]	HTA o normal	Variable	< 130/80 mm Hg Ideal < 120/80 mm Hg
ASA 2011[34]	HTA o normal	Diur o Diur + IECA o ARA-II	< 120/80 mm Hg Dudoso
Ministerio de Sanidad[35]	HTA o normal	Diur + IECA o ARA-II	< 120/80 mm Hg

Tabla 2. Prevención secundaria del ictus: control de la presión arterial.
ARA-II: antagonista de los receptores de la angiotensina II; Diur: diurético;
HTA: hipertensión arterial; IECA: inhibidor de la enzima conversora de angiotensina.

nista del calcio, diurético, inhibidor de la enzima conversora de la angiotensina, antagonista del receptor de la angiotensina 2 o beta-bloqueante).

La adherencia al tratamiento es fundamental. El seguimiento y la constancia, y no sólo después de la fase aguda, son decisivos y deben ser un objetivo fundamental para evitar nuevos ictus.[31] Las guías de tratamiento han modificado, o deben hacerlo, sus pautas y niveles de tratamiento basándose en los estudios (véase la tabla 2).

El estudio SPS-3[16] está investigando los efectos del control de la presión arterial sistólica con dos niveles de tratamiento: *a)* entre 130 y 149 mm Hg, y *b)* por debajo de 130 mm Hg. Los investigadores consideran muy importante valorar la intensidad del control de la presión arterial como motor de la prevención secundaria en los pacientes que ya han presentado un infarto lacunar sintomático. La muestra incluye 2.500 pacientes y los puntos de investigación se centran en la presencia de ictus, otros accidentes vasculares o deterioro cognitivo. Estos resultados se publicarán próximamente.

4   Control de la diabetes mellitus

El control adecuado de la glucemia está indicado en la prevención primaria y cobra especial valor en la prevención secundaria de cualquier accidente vascular. Los valores de hemoglobina glucosilada (HbA1c) deben mantenerse entre el 7 %

y el 7,9 %. La pioglitazona ha demostrado reducir las recurrencias en estudios globales de todo tipo de ictus.[36]

5   Estenosis carotídea e infarto lacunar

En algunos casos de síndrome lacunar aparece patología vascular de gran vaso en forma de importante estenosis carotídea. Cobra especial relevancia en ausencia de factores de riesgo y estenosis de más del 70 %. Según los resultados del estudio ECST *(European Carotid Surgery Trial)*,[37] sabemos que las estenosis de carótida importantes y sintomáticas son subsidiarias de tratamiento quirúrgico mediante endarterectomía. La presencia de varios infartos lacunares en el territorio de la estenosis y la ausencia contralateral puede sugerir una posible relación causal.[38] La intervención está indicada si creemos que el infarto lacunar está causado por la estenosis carotídea, pero igualmente es importante el tratamiento general y el control de los factores de riesgo vascular.

6   Medidas generales

Incluyen el tratamiento de los otros factores de riesgo aparentemente menores, pero que también desempeñan su papel de manera directa o indirecta al influir en el control de los factores principales.

Es recomendable reducir el aporte energético, en especial las grasas, controlar el peso corporal, evitar la obesidad y realizar actividad física a diario. El ejercicio debe ser moderado y adecuado a cada persona, con un mínimo de 30 minutos al día. El tabaco también debe eliminarse en la prevención secundaria de los infartos lacunares. El abuso de alcohol o de drogas, la hipercoagulabilidad, los contraceptivos orales, la migraña y los trastornos del sueño de tipo apnea obstructiva son factores que deben corregirse en todos los pacientes.

Bibliografía

1. Benavente O, White CL, Roldan AM. Small vessel strokes. Curr Cardiol Rep. 2005; 7: 23-8.

2. Norving B. Long-term prognosis after lacunar infarction. Lancet Neurol. 2003; 2: 238-45.

3. Behrouz R, Malek AR, Torbey MT. Small vessel cerebrovascular disease: the past, present, and future. Stroke Res Treat. 2012; 2012: 839151. Epub 2012 Jan 24

4. Arboix A, Rubio F. El ictus lacunar. En: Gallego J, Martínez-Vila E, editores. El ictus en la persona mayor. Madrid: Editorial Línea de Comunicación; 2009. p. 49-62.

5. Arboix A, Font A, Garro C, García-Eroles L, Comes E, Massons J. Recurrent lacunar infarction following a previous lacunar stroke: a clinical study of 122 patients. J Neurol Neurosurg Psychiatry. 2007; 78: 1392-4.

6. Wardlaw JM. What causes lacunar stroke? J Neurol Neurosurg Psychiatry. 2005; 76: 617-9.

7. Gent M, Blakely JA, Easton JD, Ellis DJ, Hachinski VC, Harbison JW, et al. The Canadian American Ticlopidine Study (CATS) in thromboembolic stroke. Lancet. 1989; 1: 1215-20.

8. Testai FD, Cursio JF, Gorelick PB. Effect of sex on outcome after recurrent stroke in African Americans: results from the African American Antiplatelet Stroke Prevention Study. J Stroke Cerebrovasc Dis. 2010; 19: 321-5.

9. Yamaguchi T, Nishimaru K, Minematsu K. Benefits and hazards on antiplatelet therapy in isquemic cerebrovascular diseases. J Jpn Coll Angiol. 1994; 34: 279-85.

10. Kamal AK, Naqvi I, Husain MR, Khealani BA. Cilostazol versus aspirin for secondary prevention of vascular events after stroke of arterial origin. Cochrane Database Syst Rev. 2011; 1: CD008076.

11. Diener HC, Bogousslavsky J, Brass LM, Cimminiello C, Csiba L, Kaste M, et al.; MATCH investigators. Aspirin and clopidogrel compared with clopidogrel alone after recent ischaemic stroke or transient ischaemic attack in high-risk patients (MATCH): randomised, double-blind, placebo-controlled trial. Lancet. 2004; 364: 331-7.

12. Bhatt DL, Fox KA, Hacke W, Berger PB, Black HR, Boden WE, et al.; CHARISMA Investigators. Clopidogrel and aspirin versus aspirin alone for the prevention of atherothrombotic events. N Engl J Med. 2006; 354: 1706-17.

13. Ariesen MJ, Algra A, Kappelle LJ. Antiplatelet drugs in the secondary prevention after stroke: differential efficacy in large versus small vessel disease? A subgroup analysis from ESPS-2. Stroke. 2006; 37: 134-8.

14. ESPRIT Study Group, Halkes PH, van Gijn J, Kappelle LJ, Koudstaal PJ, Algra A. Aspirin plus dipyridamole versus aspirin alone after cerebral ischaemia of arterial origin (ESPRIT): randomised controlled trial. Lancet. 2006; 367: 1665-73.

15. Sacco RL, Diener HC, Yusuf S, Cotton D, Ounpuu S, Lawton WA, et al.; PRoFESS Study Group. Aspirin and extended-release dipyridamole versus clopidogrel for recurrent stroke. N Engl J Med. 2008; 359: 1238-51.

16. Benavente OR, Hart RG, McClure LA, Szychowski JM, Coffey CS, Pearce LA. SPS3 Investigators. Effects of clopidogrel added to aspirin in patients with recent lacunar stroke. N Engl J Med. 2012; 367: 817-25.

17. Sacco RL, Prabhakaran S, Thompson JL, Murphy A, Sciacca RR, Levin B, et al.; WARSS Investigators. Comparison of warfarin versus aspirin for the prevention of recurrent stroke or death: subgroup analyses from the Warfarin-Aspirin Recurrent Stroke Study. Cerebrovasc Dis. 2006; 22: 4-12.

18. Amarenco P, Benavente O, Goldstein LB, Callahan A 3rd, Sillesen H, Hennerici MG, et al.; Stroke Prevention by Aggressive Reduction in Cholesterol Levels Investigators. Results of the Stroke Prevention by Aggressive Reduction in Cholesterol Levels (SPARCL) trial by stroke subtypes. Stroke. 2009; 40: 1405-9.

19. Huisa BN, Stemer AB, Zivin JA. Atorvastatin in stroke: a review of SPARCL and subgroup analysis. Vasc Health Risk Manag. 2010; 6: 229-36.

20. Fuentes B, Gállego J, Gil-Núñez A, Morales A, Purroy F, Roquer J, et al., por el Comité ad hoc del Grupo de Estudio de Enfermedades Cerebrovasculares de la SEN. Guía para el tratamiento preventivo del ictus isquémico y AIT (I). Actuación sobre los factores de riesgo y estilo de vida. Neurologia. 2011 Sep 3. [Epub ahead of print]

21. Lavallée PC, Labreuche J, Góngora-Rivera F, Jaramillo A, Brenner D, Klein IF, et al.; Lacunar-BICHAT Investigators. Placebo-controlled trial of high-dose atorvastatin in

patients with severe cerebral small vessel disease. Stroke. 2009; 40: 1721-8.

22. Martínez-Sánchez P, Rivera-Ordóñez C, Fuentes B, Ortega-Casarrubios MA, Idrovo L, Díez-Tejedor E. The beneficial effect of statins treatment by stroke subtype. Eur J Neurol. 2009; 16: 127-33.

23. Everett BM, Glynn RJ, MacFadyen JG, Ridker PM. Rosuvastatin in the prevention of stroke among men and women with elevated levels of C-reactive protein: Justification for the Use of statins in Prevention: an Intervention Trial Evaluating Rosuvastatin (JUPITER). Circulation. 2010; 121: 143-50.

24. PROGRESS Collaborative Group. Randomised trial of a perindopril-based blood-pressure-lowering regimen among 6,105 individuals with previous stroke or transient ischaemic attack. Lancet. 2001; 358: 1033-41. Erratum in: Lancet. 2001; 358: 1556. Lancet 2002; 359: 2120.

25. Chapman N, Huxley R, Anderson C, Bousser MG, Chalmers J, Colman S, *et al.;* Writing Committee for the PROGRESS Collaborative Group. Effects of a perindopril-based blood pressure-lowering regimen on the risk of recurrent stroke according to stroke subtype and medical history: the PROGRESS trial. Stroke. 2004; 35: 116-21.

26. Schrader J, Lüders S, Kulschewski A, Hamersen F, Plate K, Berger J, *et al.*, and the MOSES Study Group. Morbidity and mortality after stroke, eprosartan compared with nitrendipine for secondary prevention: principal results of a prospective randomized controlled study (MOSES). Stroke. 2005; 36: 1218-24.

27. Beckett NS, Peters R, Fletcher AE, Staessen JA, Liu L, Dumitrascu D, *et al.;* for the HYVET Study Group. Treatment of hypertension in patients 80 years of age or older. N Engl J Med. 2008; 358: 1887-98.

28. Dahlöf B, Sever PS, Poulter NR, Wedel H, Beevers DG, Caulfield M, *et al.;* ASCOT Investigators. Prevention of cardiovascular events with an antihypertensive regimen of amlodipine adding perindopril as required versus atenolol adding bendroflumethiazide as required, in the Anglo-Scandinavian Cardiac Outcomes Trial-Blood Pressure Lowering Arm (ASCOT-BPLA): a multicentre randomised controlled trial. Lancet. 2005; 366: 895-906.

29. Yusuf S, Diener HC, Sacco RL, Cotton D, Ounpuu S, Lawton WA, *et al.;* PRoFESS Study Group. Telmisartan to prevent recurrent stroke and cardiovascular events. N Engl J Med. 2008; 359: 1225-37.

30. Law MR, Morris JK, Wald NJ. Use of blood pressure lowering drugs in the prevention of cardiovascular disease: meta-analysis of 147 randomised trials in the context of expectations from prospective epidemiological studies. BMJ. 2009; 338: b1665.

31. Gil-Núñez AC, Vivancos-Mora J. Blood pressure as a risk factor for stroke and the impact of antihypertensive treatment. Cerebrovasc Dis. 2005; 20 (Suppl 2): 40-52.

32. ESO. Guidelines for Stroke Management. European Stroke Organization. Disponible en: http://www.eso-stroke.org/recommendations.php.

33. Alonso de Leciñana M, Egido JA, Casado I, Ribó M, Dávalos A, Masjuan J, *et al.* GEECV 2011: Guidelines for the treatment of acute ischaemic stroke. Neurologia. 2011; Dec 6. [Epub ahead of print]

34. Furie KL, Kasner SE, Adams RJ, Albers GW, Bush RL, Fagan SC, *et al.* ASA 2011: American Stroke Association. Guidelines stroke. Guidelines for the prevention of stroke in patients with stroke or transient ischemic attack. A guideline for healthcare professionals from the American Heart Association/ American Stroke Association. Stroke. 2011; 42: 227-76.

35. Ministerio de Sanidad y Consumo. Guía práctica clínica sobre prevención primaria y secundaria del ictus. Madrid: Ministerio de Sanidad y Consumo; 2009.

36. Dormandy JA, Charbonnel B, Eckland DJA, Erdmann E, Massi-Benedetti M, Moules IK, *et al.* Secondary prevention of macrovascular events in patients with type 2 diabetes in the PROactive Study (PROspective pioglitAzone Clinical Trial In macroVascular Events): a randomised controlled trial. Lancet. 2005; 366: 1279-89.

37. Randomised trial of endarterectomy for recently symptomatic carotid stenosis: final results of the MRC European Carotid Surgery Trial (ECST). Lancet. 1998; 351: 1379-87.

38. Tejada J, Díez-Tejedor E, Hernández-Echebarría L, Balboa O. Does a relationship exist between carotid stenosis and lacunar infarction? Stroke. 2003; 34: 1404-9.

Capítulo 11

Manifestaciones extracerebrales
en la enfermedad de pequeño vaso

J.L. Tovar

Servicio de Nefrología
Hospital Vall d'Hebron
Universitat Autònoma de Barcelona
Barcelona

Correspondencia:
Dr. José Luis Tovar Méndez
jltovar@vhebron.net

Introducción

La enfermedad cerebral por afectación de las arterias de pequeño calibre y de las arteriolas, o enfermedad de pequeño vaso, es una alteración ligada al envejecimiento y a los factores de riesgo vascular, en especial a la hipertensión arterial. Puede cursar con escasas manifestaciones clínicas, pero tiene una gran importancia por su elevada prevalencia y por ser el principal factor asociado al desarrollo de deterioro cognitivo y al riesgo de padecer un ictus.[1]

La enfermedad de pequeño vaso es un proceso heterogéneo tanto desde el punto de vista de presentación en la imagen como de la anatomía patológica o de las manifestaciones clínicas. El término suele emplearse como equivalente de leucoaraiosis, por las lesiones de la sustancia blanca que la caracterizan, pero también puede acompañarse de pequeños infartos de localización subcortical y de lesiones de sangrado en forma de microhemorragias. No es raro que coincida con otras lesiones de arteriosclerosis y de angiopatía amiloide, y con atrofia cerebral.

El conocimiento de los factores que facilitan su aparición y desarrollo es de gran importancia para prevenirla, dadas las limitaciones para su tratamiento eficaz. Además, ha de tenerse en cuenta que su presencia supone un peor pronóstico para procedimientos terapéuticos en otras formas de enfermedad vascular cerebral, como la endarterectomía carotídea o la anticoagulación.

1 Prevalencia

La prevalencia real de la enfermedad de pequeño vaso es desconocida, pero se trata de un trastorno muy frecuente. Dependiendo del grupo de edad puede llegar a ser entre seis y diez veces más frecuente que los ictus sintomáticos. La incidencia de infartos silentes en las series de resonancia magnética (RM) es de aproximadamente un 3 % por año entre las personas de edad avanzada.[2,3] En la forma caracterizada por lesiones de leucoaraiosis, las tasas de enfermedad descritas oscilan entre valores tan dispares como el 5,3 %[4] y el 95 %.[5] Esta amplia variabilidad puede ser explicada por diferencias metodológicas diagnósticas entre los estudios, y por la diferencia de factores de riesgo y de comorbilidad en los individuos de las poblaciones estudiadas.

En el *National Heart Lung and Blood Institute-sponsored Cardiovascular Health Study* se encontraron infartos lacunares de un tamaño ≥ 3 mm en el 23 % de todos los sujetos de más de 65 años de edad, y en el 43 % de los mayores de 80 años.[6]

El 10,7 % de los participantes en el *Framingham Offspring Study,* con una media de edad de 62 ± 9 años, presentaban al menos una lesión cerebral en la RM en ausencia de cualquier evidencia clínica de ictus.[7]

2 Factores de riesgo relacionados con enfermedad de pequeño vaso

Los diversos estudios sobre los factores de riesgo que pueden estar relacionados con la enfermedad de pequeño vaso no muestran resultados uniformes. Los que parecen tener mayor importancia son la edad, el sexo, la hipertensión arterial, la diabetes mellitus, las alteraciones del metabolismo de los lípidos, las concentraciones bajas de vitamina B12 y altas de homocisteína, y factores genéticos.

2.1 Edad

El envejecimiento es probablemente el factor de riesgo más asociado a padecer enfermedad de pequeño vaso. Para algunos autores, la lesión sería una manifestación más del envejecimiento, sin que pueda precisarse el momento en que comienza. Algunos estudios sugieren que al menos algunas lesiones en la sustancia blanca puede esperarse que estén presentes entre los 50 y los 65 años de edad.[8]

Las lesiones en la sustancia blanca no sólo aumentan de frecuencia con la edad, sino también su gravedad.[9]

2.2 Sexo

Una reciente revisión sistemática de estudios publicados no ha encontrado diferencias en su frecuencia entre mujeres y hombres, si bien se observa que hay una gran variación entre unos estudios y otros en cuanto a la afectación de ambos sexos.[10]

2.3 Hipertensión arterial

La hipertensión arterial es un proceso estrechamente asociado a la enfermedad de pequeño vaso, y se considera el principal factor de riesgo modificable para su desarrollo, como han demostrado diversos estudios.[11]

En un estudio, la prevalencia de lesiones de infartos silentes en la RM en pacientes con hipertensión arterial con una media de edad de 69 años fue del 43 %, con un intervalo del 20 % al 86 %.[2] Además, las personas con enfermedad de pequeño vaso son más propensas de tener valores de presión arterial altos y alteraciones del ritmo circadiano de la presión arterial. No hay un umbral de valores de presión por encima del cual pueda decirse que comienza el riesgo de desarrollar enfermedad de pequeño vaso. La monitorización de 24 horas de la presión arterial ha demostrado ser superior a la medida de la presión en el consultorio para valorar el riesgo cardiovascular, y su empleo se ha generalizado tanto en la valoración del paciente hipertenso como en la del paciente con enfermedad de pequeño vaso.[11]

En un estudio prospectivo con una cohorte de individuos de 75 a 89 años de edad diseñado para valorar la relación entre factores de riesgo vascular, volumen de lesión de la sustancia blanca cerebral y grado de deterioro físico y de la función cognitiva, pudo apreciarse que había una mejor correlación del grado de deterioro mental o físico con los valores de la presión sistólica de 24 horas que con la presión aislada determinada en el consultorio, de tal manera que a mayor elevación de estos valores se apreciaba una aumento de las lesiones de la sustancia blanca, y similares asociaciones se observaron con la presión de 24 horas y la presión durante el sueño. Estos resultados demuestran la importancia de la presión sistólica de 24 horas en la progresión de las lesiones hiperintensas del cerebro en la RM, y su relación con la función cognitiva y la motilidad en las personas de edad avanzada, lo cual lo convierte además en una diana terapéutica de valoración de posibles intervenciones.[12]

La gravedad de la repercusión vascular de la hipertensión también guarda relación con la presencia de lesiones cerebrales, como demuestran los datos de un estudio en pacientes diagnosticados de hipertensión arterial resistente de larga evolución, en quienes pudo apreciarse que las lesiones de microangiopatía cerebral detectadas por RM guardaban relación especialmente con la elevación de los valores de presión arterial sistólica y con los signos de vasculopatía periférica, tales como la presión de pulso central y periférica, y con la velocidad de la onda del pulso.[13]

A pesar de las abundantes evidencias que relacionan la enfermedad de pequeño vaso con la hipertensión, ha de tenerse en cuenta que la enfermedad de pequeño vaso también puede producirse en individuos normotensos y que no presentan los factores de riesgo con los que habitualmente se relaciona, por lo que en estos casos se ha intentado relacionar con otras patologías.[14,15]

2.4 *Diabetes mellitus*

Los estudios sobre el efecto de la diabetes mellitus en la aparición de enfermedad de pequeño vaso con afectación cerebral no muestran resultados homogéneos. La potencia de la asociación es limitada, y algunos estudios no han podido demostrar una asociación entre las lesiones de la sustancia blanca y la diabetes.[11] Por el contrario, otros estudios sugieren una relación incluso entre las concentraciones de insulina y las lesiones de la sustancia blanca,[16] lo cual es indicativo de un aumento de la resistencia a la insulina en la enfermedad.

También en pacientes con síndrome metabólico se ha descrito una mayor frecuencia de lesiones isquémicas cerebrales silentes.[17]

2.5 Alteraciones del metabolismo de los lípidos

Las alteraciones del metabolismo lipoproteico son un conocido factor de riesgo en las enfermedades que afectan a las grandes arterias, pero no está tan demostrado que tengan relación directa con las enfermedades de las arterias de pequeño calibre o de las arteriolas.

Algunos estudios han demostrado que valores bajos de las lipoproteínas de alta densidad se asocian con el desarrollo de leucoaraiosis, mientras que otros no han podido demostrar tal asociación.[11]

2.6 Vitamina B12 y homocisteína

Varios estudios han demostrado una relación entre los valores bajos de vitamina B12 en sangre y la enfermedad de pequeño vaso,[18] en especial con las lesiones de localización periventricular,[19] así como hiperhomocisteinemia a consecuencia del déficit de vitamina B12.[20] Sin embargo, ninguno ha podido demostrar que el tratamiento con suplementos de B12 mejore o pueda enlentecer la evolución de la enfermedad.

2.7 Factores genéticos

Se conocen varias alteraciones genéticas que tienen como manifestación una enfermedad de pequeño vaso con afectación cerebral. Entre ellas está la arteriopatía autosómica dominante con infartos subcorticales y leucoencefalopatía (CADASIL, *cerebral autosomal dominant arteriopathy with subcortical infarcts and leukoencephalopathy),* que es una enfermedad rara fácilmente diferenciable de la leucoaraiosis clásica relacionada con el envejecimiento. Otras son la demencia multiinfarto hereditaria (CARASIL, *cerebral autosomal recessive arteriopathy with subcortical infarcts and leukoencephalopathy)* de tipo sueco, el síndrome MELAS *(myopathy mitochondrial encephalopathy, lactic acidosis, and strokelike episodes),* la enfermedad de Fabry, la vasculopatía hereditaria cerebrorretininana, la endoteliopatía con retinopatía hereditaria, neuropatía e ictus, y las lesiones de pequeño vaso causadas por mutaciones en *COL 4A1,* entre otras.

Sin embargo, es muy poco probable que la enfermedad de pequeño vaso sea el resultado de una alteración genética aislada, si bien es posible que algunas alteraciones genéticas puedan influir en los factores de riesgo, como por ejemplo en la hipertensión arterial. Así, se ha observado una relación entre las lesiones de la sustancia blanca y ciertos polimorfismos en el gen que codifica para la enzima conversora de la angiotensina o de la apolipoproteína (a).[21] Es posible que tales factores genéticos no estén ligados directamente a la lesión en la sustancia blanca, pero sí a través de algunos de los factores de riesgo que la pueden favorecer, como por ejemplo la aparición o la gravedad de la hipertensión.

3   Manifestaciones extracerebrales de la enfermedad de pequeño vaso

La afectación de otros órganos aparte del cerebro puede ser muy amplia cuando la enfermedad de pequeño vaso es una manifestación de alguna enfermedad sistémica (véase la tabla 1).[22] Fuera de estas circunstancias especiales y poco frecuentes, el paciente con enfermedad de pequeño vaso puede mostrar con frecuencia alteraciones en otros órganos, de los cuales los más frecuentes son el riñón, el corazón y los vasos de la retina.

La posibilidad de que estas manifestaciones formen parte de una enfermedad común ha sido planteada por algún autor,[23] pero es muy probable que el propio proceso del envejecimiento vascular, y sobre todo la hipertensión arterial junto a otros factores de riesgo, sean los principales condicionantes de la afectación de otros órganos en el paciente con enfermedad de pequeño vaso.

3.1   *Alteraciones de los vasos de la retina*

Diversos trabajos, usando los datos del estudio ARIC *(Atherosclerosis Risk in Communities)*,[24] han permitido establecer una relación entre anomalías en la vasculatura retinina y enfermedad vascular cerebral. Wong *et al.*[25] han demostrado la asociación de retinopatía y déficit cognitivo en personas de edad media, sin antecedentes de ictus, en un estudio controlado por estrato social y factores de riesgo vascular, y también han descrito que las personas que presentan lesiones cerebrales de la sustancia blanca padecen con mayor frecuencia anomalías retinianas,[26] y que hay una relación entre degeneración macular precoz y función cognitiva.[27]

En la misma cohorte del estudio ARIC se ha observado una asociación entre alteraciones de la retina y presencia de infartos cerebrales subclínicos en la RM,

1) Enfermedad de pequeño vaso relacionada con el envejecimiento y acelerada por la hipertensión arterial y los factores de riesgo vascular clásicos. Lesiones características:

- Necrosis fibrinoide
- Lipohialinosis
- Microateromas arteriales
- Microaneurismas

2) Enfermedad de pequeño vaso por angiopatía amiloidea esporádica o hereditaria

3) Enfermedad de pequeño vaso coincidiendo con enfermedades hereditarias de pequeño vaso diferentes de la angiopatía amiloidea cerebral:

- CADASIL
- CARASIL
- Demencia hereditaria multiinfarto de tipo sueco
- MELAS
- Enfermedad de Fabry
- Vasculopatía cerebrorretiniana hereditaria
- Endoteliopatía con retinopatía hereditaria
- Ictus y nefropatía
- Enfermedades de pequeño vaso producidas por mutaciones de *COL4A1*

4) Enfermedades sistémicas de pequeño vaso mediadas por mecanismos inflamatorios o inmunitarios:

- Granulomatosis de Wegener
- Síndrome de Churg-Strauss
- Poliangeítis microscópica
- Púrpura de Schönlein-Henoch
- Crioglobulinemia
- Angeítis cutánea leucocitoclástica
- Angeítis primaria del sistema nervioso central
- Asociación de *livedo reticularis* y crisis isquémicas vasculares cerebrales (síndrome Sneddon)
- Vasculitis sistémica asociada a infecciones
- Vasculitis del sistema nervioso asociada a enfermedades del tejido conectivo (lupus eritematoso sistémico, esclerodermia, síndrome de Sjögren, artritis reumatoide y dermatomiositis)

5) Enfermedad de pequeño vaso por colagenosis venosa

6) Enfermedad de pequeño vaso de diversas causas:

- Angiopatía posradiación
- Degeneración microvascular no amiloidea de la enfermedad de Alzheimer
- Encefalopatía hepática

*Tabla 1. Etiopatogenia de las enfermedades de pequeño vaso con afectación cerebral.
(Modificada de Pantoni.[22])*

lo cual sugiere que la fotografía retinina podría usarse para estudiar la presencia de enfermedad vascular cerebral subclínica.[28]

3.2 *Enfermedad renal*

Datos del *Cardiovascular Health Study* (CHS) muestran también una asociación entre anomalías microvasculares en la retina y deterioro de la función renal, aparentemente con independencia de los efectos que pudiesen tener la diabetes y la hipertensión como factores de confusión.[29] Un subgrupo de pacientes del CHS participaron en el *Cardiovascular Health Cognition Study*, en el cual, entre los factores relacionados con la aparición de demencia, se encontraban fundamentalmente la extensión del daño cerebral y la presencia de apolipoproteína E 4.[30]

También en el estudio ARIC se había observado que los individuos que presentaban retinopatía eran más propensos a desarrollar una alteración de la función renal que los que no tenían esta anomalía.[31]

Por otro lado, la enfermedad renal crónica también se ha visto que aumenta el riesgo de degeneración macular de la retina asociado a la edad.[32]

Hay datos que sugieren que la insuficiencia renal, sea cual sea su causa, puede guardar relación con la enfermedad de pequeño vaso, como demuestra un estudio realizado en 324 pacientes japoneses con insuficiencia renal en situación todavía no tan avanzada como para requerir tratamiento renal sustitutivo, en quienes pudo observarse la presencia de infartos cerebrales silentes en el 31,8 % de ellos y lesiones hiperintensas en la RM de localización periventricular en el 53,7 %; además, las lesiones eran más importantes en los pacientes que presentaban grados de enfermedad renal crónica más avanzados, aunque también coincidió con que eran los que presentaban valores de presión arterial más altos.[33] Otros trabajos también han confirmado la relación entre la enfermedad de pequeño vaso y la enfermedad renal crónica en individuos de raza blanca y de origen hispano en Estados Unidos,[34] aunque de nuevo diversos factores de confusión plantean la duda sobre el papel definitivo de la alteración del filtrado glomerular. Martínez Vea *et al.*[35] también han observado en Cataluña esta asociación en pacientes con insuficiencia renal crónica en estadio 3-4 que no padecían diabetes, y en quienes pudo observarse un significativo aumento de las lesiones silentes en la sustancia blanca en comparación con controles normotensos. Esta relación fue más importante en los pacientes cuya nefropatía era de origen vascular, lo cual podría sugerir la existencia de un daño vascular generalizado.

El estudio comunitario prospectivo *The Northern Manhattan Study*, en el cual una cohorte de individuos sin antecedentes de ictus fueron sometidos a una exploración cerebral mediante RM, mostró en el análisis multivariante que un aclaramiento de creatinina entre 15 y 60 ml/min se asociaba a un aumento del volumen de las lesiones hiperintensas en la sustancia blanca.[36]

La asociación de enfermedad renal crónica con infartos lacunares ha sido confirmada en un estudio transversal llevado a cabo en una comunidad japonesa de edad avanzada,[37] y refuerza el concepto de que la enfermedad renal, en especial cuando es secundaria a una enfermedad vascular, se asocia con afectación cerebral por enfermedad de pequeño vaso más frecuentemente que en las personas sin alteraciones de la función renal.

Hasta un 70 % de los pacientes en hemodiálisis mayores de 55 años presentan deterioro cognitivo moderado o grave.[38] Pacientes con formas de enfermedad renal menos avanzadas también muestran con mayor frecuencia deterioro cognitivo.[39-44]

Esta relación entre enfermedad de pequeño vaso y enfermedad renal está apoyada también por los resultados de estudios experimentales en modelos con ratas de alto riesgo de ictus, en los cuales también ha podido demostrarse una estrecha relación entre el daño estructural cerebral y la patología renal, con un extraordinario paralelismo de las lesiones histológicas renales y cerebrales, pero sugiriendo que la patología renal puede predecir la presencia de lesiones cerebrales.[45]

Utilizando las concentraciones de cistatina C como marcador del filtrado glomerular, también se ha demostrado la relación entre la enfermedad de pequeño vaso y la alteración de la función renal en un grupo de 604 ancianos japoneses, en quienes se observó que los individuos con elevación de la cistatina C y que presentaban albuminuria tenían mayor riesgo de padecer enfermedad de pequeño vaso subclínica que aquellos con menor grado de alteración del filtrado glomerular y sin albuminuria.[46]

Mejor predictor incluso que la disminución del filtrado glomerular parece ser la excreción urinaria de albúmina. La albuminuria es un marcador de disfunción endotelial que parece estar asociado con el deterioro cognitivo por afectación de la sustancia blanca. En un estudio prospectivo en individuos con una media de edad de 73 años, la albuminuria se relacionó mejor que la disminución del filtrado glomerular con el grado de deterioro cognitivo en los hombres después de más de seis años de seguimiento.[47] Aunque en este estudio la asociación sólo se observó en los hombres, los datos sugieren que el deterioro cognitivo debido a enfermedad de pequeño vaso y la presencia de albuminuria pueden estar directamente relacionados. Este dato se confirmó en otro estudio en el cual se encontró que el incremento de la albuminuria se relacionaba con el del riesgo relativo de demencia, en comparación con un grupo control sin deterioro cognitivo, tras ajustar por otros factores de riesgo.[48]

Hay un cierto paralelismo entre lesión renal y albuminuria y daño microvascular y extravasación de proteínas de los microvasos cerebrales,[49] y en la fisiopatología de ambos procesos desempeña un papel importante la alteración del funcionamiento del endotelio vascular.[50]

Una de las lesiones características de la enfermedad de pequeño vaso en el cerebro es el depósito de material fibrohialino en las paredes de las arteriolas, reemplazando las células musculares lisas. Esta alteración, que ayudaría a explicar la pérdida de la capacidad de autorregular su calibre las arterias cerebrales y la isquemia del tejido cerebral, podría evolucionar hasta la oclusión completa del vaso, lo cual produciría necrosis en el territorio irrigado, debido a la ausencia de circulación colateral de suplencia en las zonas donde suelen estar ubicadas las arterias que están afectadas en esta enfermedad, que son los ganglios basales y la sustancia blanca periventricular. Una lesión estructural de características muy parecidas a éstas tiene lugar en los riñones como respuesta al envejecimiento, y de forma precoz en los pacientes con hipertensión arterial. Las lesiones hialinas de la arteriosclerosis características de los pacientes con hipertensión arterial en las arteriolas renales se supone que son las causantes de la isquemia renal que caracteriza el comienzo de la enfermedad renal crónica.[51,52]

Cuando el endotelio se daña, se pone en marcha una compleja respuesta inflamatoria que implica la participación de diversos factores favorecida por la hipoxia, como es el caso del factor 1 inducido por hipoxia (HIP-1, *hypoxia inducible factor-1)*. Este factor regula la transcripción de numerosos genes de manera específica para cada tipo celular, y tiene como una consecuencia final la promoción de la fibrosis.[53]

Otra citocina multifuncional regulada sobreestimulada en la isquemia es el factor de crecimiento transformante beta 1 (TGF-β1, *transforming growth factor beta 1)*, que en condiciones de sobreestimulación puede producir degeneración microvascular.[54] El TGF-β es también un factor clave mediador de fibrosis en una variedad de tejidos, y puede inducir la expresión de componentes de la matriz extracelular y de otros genes que actúan regulando la composición de la matriz.[55]

De esta manera, la etiología de la enfermedad de pequeño vaso en el cerebro puede compartir mecanismos comunes con los del desarrollo de fibrosis en otros órganos y tejidos. Además de estos mecanismos descritos, hay evidencias experimentales que indican que las células endoteliales pueden sufrir una transición hacia células de tipo mesenquimal secretoras de colágeno, cuyo papel se ha estudiado en el mecanismo de desarrollo de la fibrosis cardiaca y en otras afecciones relacionadas con alteraciones estructurales vasculares inducidas por la hipertensión.[56]

3.3 Enfermedad ateroesclerosa de la aorta y de las arterias carótidas

Dado el diferente tipo de arterias afectadas en la enfermedad de pequeño vaso y en la arteriosclerosis de la aorta o de sus ramas más importantes, sería lógico no encontrar ninguna relación entre ambos procesos, como ha sido el caso en algunos trabajos. Sin embargo, otros estudios sí han observado una relación entre la enfermedad ateroesclerosa y la enfermedad de pequeño vaso, lo cual podría atribuirse al hecho de compartir ambas diversos factores de riesgo para su desarrollo.[57]

3.4 Cardiopatía isquémica

La isquemia coronaria tiene como causa principal la enfermedad ateromatosa, y comparte con la enfermedad de pequeño vaso la alta frecuencia de factores de riesgo vascular, en especial la hipertensión arterial. Los estudios difieren en cuanto a la intensidad de la asociación.[58,59] Según datos del *Rotterdam Study* y del *Rotterdam Scan Study*, el infarto de miocardio no reconocido clínicamente se asoció con un aumento del riesgo de demencia superior al doble que en las personas sin infarto de miocardio o con infarto clínicamente manifiesto, y con una mayor incidencia de infartos cerebrales en la RM en los hombres.[58] Considerando la gran proporción de infartos silentes en la población de edad avanzada, que según algunos estudios puede llegar a ser superior al 60 %, estos datos sugieren la conveniencia de realizar una valoración al menos electrocardiográfica a todos los pacientes con enfermedad de pequeño vaso y afectación cerebral, dado el alto riesgo de presentar una enfermedad coronaria silente.

3.5 Hipertrofia ventricular izquierda

En una cohorte de ancianos del *Framingham Heart Study* pudo observarse que había una relación entre la masa del ventrículo izquierdo y los ictus o ataques isquémicos transitorios; sin embargo, en relación con la enfermedad de pequeño vaso los resultados no son homogéneos y algunos estudios han encontrado correlación y otros no. Sierra *et al.*[60] hallaron una estrecha relación entre los infartos silentes de la sustancia blanca y la hipertrofia concéntrica del ventrículo izquierdo en pacientes hipertensos de mediana edad, no tratados; la asociación era independiente del grado de elevación de la presión arterial.

3.6 Insuficiencia cardiaca

Un informe sugiere que entre un 25 % y un 50 % de los pacientes con insuficiencia cardiaca presentan alteración del estado cognitivo.[61]

3.7 Encefalopatía hepática

En pacientes con cirrosis hepática en situación de encefalopatía se ha descrito una forma particular de lesión de la sustancia blanca. Fisiopatológicamente, la lesión puede estar relacionada con la presencia de edema cerebral, como indican los hallazgos de la RM que apoyan la existencia de una alteración en la barrera hematoencefálica. Un aspecto de gran importancia en esta forma de lesión de la sustancia blanca, superponible a la enfermedad de pequeño vaso, es la posibilidad de regresión con la mejora del síndrome encefalopático, o incluso tras un trasplante hepático funcionante.[62,63]

4 Conclusiones

El concepto de enfermedad de pequeño vaso se emplea a menudo de forma indistinta con los de leucoaraiosis o enfermedad de la sustancia blanca. Junto a ambos se incluye también muchas veces el de infarto lacunar, por su frecuente asociación, si bien en este punto algunos autores dudan de que sea la misma enfermedad y además sugieren que, desde un punto de vista fisiopatológico, son procesos diferentes.

La leucoaraiosis hace referencia a las lesiones de la sustancia blanca causadas por la isquemia crónica, que con frecuencia se acompañan de disfunción de la barrera hematoencefálica. Esta alteración aumenta el riesgo de demencia, de alteraciones de la marcha, de ictus y de muerte.

Su prevalencia aumenta de forma paralela a la edad de la población, y por lo tanto tiene un gran impacto sobre los servicios de salud.

La enfermedad de pequeño vaso se detecta mediante pruebas de imagen. La RM es más sensible que la TC, y además permite identificar microhemorragias que pueden estar presentes sin que se visualicen en la TC.

La hipertensión es el único factor de riesgo modificable de la enfermedad, y por ello su tratamiento y control parecen ser la única medida eficaz para prevenir el comienzo y la progresión de la enfermedad y sus complicaciones.

No es raro que las personas afectas muestren alteraciones en otros órganos y tejidos, por lo que deben ser investigadas. La valoración más importante debe hacerse en los órganos diana del proceso hipertensivo, por lo cual la valoración cardiológica, de la función renal (investigando la presencia de albuminuria), el examen del fondo de ojo y la evaluación de una posible arteriopatía periférica deberían practicarse en todas las personas en quienes se detecten lesiones compatibles con enfermedad de pequeño vaso en una exploración cerebral.

Bibliografía

1. Hachinski V. World stroke day 2008: "little strokes big trouble". Stroke. 2008; 39: 2407-20.
2. Vermeer SE, Longstreth WT Jr, Koudstaal PJ. Silent brain infarcts: a systematic review. Lancet Neurol. 2007; 6: 611-9.
3. Leary MC, Saver JL. Annual incidence of first silent stroke in the United States: a preliminary estimate. Cerebrovasc Dis. 2003; 16: 280-5.
4. Hopkins RO, Beck CJ, Burnett DL Weaver LK, Victoroff J, Bigler ED. Prevalence of white matter hyperintensities in a young healthy population. J Neuroimaging. 2006; 16: 243-51.
5. de Leeuw FE, de Groot JC, Achten E, Oudkerk M, Ramos LMP, Heijboer R, *et al.* Prevalence of white matter lesions in elderly people: a population based magnetic resonance imagins study. The Rotterdam Scan Study. J Neurol Neurosurg Psychiatry. 2001; 70: 9-14.
6. Bryan RN, Wells SW, Miller TJ, Elster AD, Jungreis CA, Poirier VC, *et al.* Infarct like lesions in the brain: prevalence and anatomic characteristics at MR imaging of the elderly – data from the Cardiovascular Health Study. Radiology. 1997; 202: 47-54.
7. Das RR, Seshadri S, Beiser AS, Kelly-Hayes M, Au R, Himali JJ, *et al.* Prevalence and correlates of silent cerebral infarcts in the Framington Offspring Study. Stroke. 2008; 39: 2929-35.
8. Srikanth V, Beare R, Blizzard L, Pahn T, Stapleton J, Chen J, *et al.* Cerebral white matter lesions, gait and the risk of incident falls: a prospective population based study. Stroke. 2009; 40: 175-80.
9. Pantoni L, Garcia JH. The significance of cerebral white matter abormalities 100 years after Bingswander's report. A review. Stroke. 1995; 26: 1293-301.
10. Simoni M, Metha Z, Rothwell PM. Validity of CT versus MR brain imaging in studies of risk factors for leukoaraiosis: a systematic review. Cerebrovasc Dis. 2010; 29 (Suppl 2): 300.
11. Grueter BE, Schulz UG. Age-related cerebral white-matter disease (leukoaraiosis): a review. Postgrad Med J. 2012; 88: 79-87.

12. White WB, Wolfson L, Wajefild DB, Hall CB, Campbell P, Mosmfo N, *et al.* Average daily blood pressure is associated with progression of cerebrovascular disease and cognitive decline in older people. Circulation. 2011; 22: 2312-9.

13. Schmieder RE, Schmidt BMW, Raff U, Bramlage P, Dörfler A, Achenbach S, *et al.* Cerebral microangiopathy in treatment-resistant hypertension. J Clin Hypertens. 2011; 13: 582-7.

14. Lammie GA, Brannan F, Slattery J, Warlow C. Nonhypertensive cerebral small-vessel disease. An autopsy study. Stroke. 1997; 28: 2222-9.

15. Raiha I, Tarvonen S, Kurki T, Rajala T, Sourander L. Relationship between vascular factors and white matter low attenuation of the brain. Acta Neurol Scand. 1993; 87: 286-9.

16. Anan F, Masaki T, Eto T, Iwao T, Shimomura Y, Umeno N, *et al.* Visceral fat accumulation is a significant risk factor for white matter lessions in Japanese type 2 diabetic patients. Eur J Clin Invest. 2009; 39: 368-74.

17. Bokura H, Yamaguchi S, Iijima K, Nagai A, Oguro H. Metabolic syndrome is associated with silent ischemic brain lesions. Stroke. 2008; 39: 1607-9.

18. de Lau LM, Smith AD, Refsun H, Johnston C, Breteler MMB. Plasma vitamin B12 status and cerebral white matter lesions. J Neurol Neurosurg Psychiatry. 2009; 80: 149-57.

19. Pieters B, Staals J, Knottnerus I, Rouhl R, Menheere P, Kessels A, *et al.* Periventricular white matter lucencies related to low vitamin B12 levels in patients with vessel stroke. Stroke. 2009; 40: 1623-6.

20. Wright CB, Paik MC, Brown TR, Stabbler SP, Allen RH, SaccoRL, *et al.* Total homocysteine is associated with white matter hyperintensity volume: The Northern Manhattan Study. Stroke. 2005; 35: 1207-11.

21. Turner ST, Jack CR, Fornage M, Mosley TH, Boerwinkle E, de Andrade M. Heritability of leukoaraiosis in hypertensive sibships. Hypertension 2004; 43: 483-7.

22. Pantoni L. Cerebral small vessel disease: from pathogenesis and clinical characteristics to therapeutic challenge. Lancet Neurol. 2010; 9: 689-701.

23. Thompson CS, Hakim AM. Living beyond our physiological means: small vessel disease is an expresion of a systemic failure in arteriolar function: a unifying hypothesis. Stroke. 2009; 40; e322-30.

24. The ARIC Investigators. The Atherosclerosis Risk in Communities (ARIC) study: design and objectives. Am J Epidemiol. 1989; 129: 687-702.

25. Wong TY, Klein R, Sharrett AR, Nieto FJ, Boland LL, Couper DJ, *et al.* Retinal microvascular abnormalities and cognitive impairment in middle-aged persons: the Atherosclerosis Risk in Communities Study. Stroke. 2002; 33: 1487-92.

26. Wong TY, Klein R, Sharrett AR, Couper DJ, Klein BE, Liao DP, *et al.*; ARIC Investigators. Atherosclerosis Risk in Communities Study. Cerebral white matter lesions, retinopathy, and incident clinical stroke. JAMA. 2002; 288: 67-74.

27. Wong TY, Klein R, Nieto FJ, Moraes SA, Mosley TH, Couper DJ, *et al.* Is early age-related maculopathy related to cognitive function? The Atherosclerosis Risk in Communities Study. Am J Ophthalmol. 2002; 134: 828-35.

28. Cooper LS, Wong TY, Klein R, Sharrett AR, Bryan RN, Hubbard LD, *et al.* Retinal microvascular abnormalities and MRI-defined subclinical cerebral infarction: the Atherosclerosis Risk in Communities Study. Stroke. 2006; 37: 82-6.

29. Edwards MS, Wilson DB, Craven TE, Stafford J, Fried LF, Wong TY, *et al.* Associations between retinal microvascular abnormalities and declining renal function in the elderly population: the Cardiovascular Health Study. Am J Kidney Dis. 2005; 46: 214-24.

30. Kuller LH, Lopez OL, Jagust WJ, Becker JT, DeKosky ST, Lyketsos C, *et al.* Determinants of vascular dementia in the Cardiovascular Health Cognition Study. Neurology. 2005; 64: 1548-52.

31. Wong TY, Coresh J, Klein R, Muntner P, Couper DJ, Sharrett AR, *et al.* Retinal microvascular abnormalities and renal dysfunc-

tion: the Atherosclerosis Risk in Communities Study. J Am Soc Nephrol. 2004; 15: 2469-76.

32. Liew G, Mitchell P, Wong TY, Iyengar SK, Wang JJ. CKD increases the risk of age-related macular degeneration. J Am Soc Nephrol. 2008; 19: 806-11.

33. Shima H, Ishimura E, Naganuma T, Ichii M, Yamasaki T, Mori K, *et al.* Decreased kidney function is a significant factor associated with silent cerebral infarction and periventricular hyperintensities. Kidney Blood Press Res. 2011; 34: 430-8.

34. Turner ST, Rule AD, Schwartz GL, Kullo IJ, Mosley TH, Jack CR, *et al.* Risk factor profile for chronic kidney disease is similar to risk factor profile for small artery disease. J Hypertens. 2011; 29: 1796-801.

35. Martínez-Vea A, Salvado E, Bardaji A, Gutiérrez C, Ramos A, García C, *et al.* Silent cerebral white matter lesions and their relationship with vascular risk factors in middle-aged predialysis patients with CDK. Am J Kidney Dis. 2006; 47: 241-50.

36. Khatri M, Wright CB, Nickolas TL, Yoshita M, Paik MC, Kranwinkel G, *et al.* Chronic kidney disease is associated with white matter hyperintensity volume: the Northern Manhattan Study (NOMAS). Stroke. 2007; 38: 3121-6.

37. Wada M, Nagasawa H, Iseki C, Takahashi Y, Sato H, Arawaka S, *et al.* Cerebral small vessel disease and chronic kidney disease (CKD): results of a cross-sectional study in community-based Japanese elderly. J Neurol Sci. 2008; 272: 36-42.

38. Murray AM. Cognitive impairment in the aging dialysis and chronic kidney disease populations: an occult burden. Adv Chronic Kidney Dis. 2008; 15: 123-32.

39. Kurella M, Chertow GM, Luan J, Yaffe K. Cognitive impairment in chronic kidney disease. J Am Geriatr Soc. 2004; 52: 1863-9.

40. Madan P, Kalra OP, Agarwal S, Tandon OP. Cognitive impairment in chronic kidney disease. Nephrol Dial Transplant. 2007; 22: 440-4.

41. Slinin Y, Paudel ML, Ishani A, Taylor BC, Yaffe K, Murray AM, *et al.* Kidney function and cognitive performance and decline in older men. J Am Geriatr Soc. 2008; 56: 2082-8.

42. Kurella M, Chertow GM, Fried LF, Cummings SR, Harris T, Simonsick E, *et al.* Chronic kidney disease and cognitive impairment in the elderly: the Health, Aging, and Body Composition Study. J Am Soc Nephrol. 2005; 16: 2127-33.

43. Kurella M, Yaffe K, Shlipak MG, Wenger NK, Chertow GM. Chronic kidney disease and cognitive impairment in menopausal women. Am J Kidney Dis. 2005; 45: 66-76.

44. Kurella Tamura M, Wadley V, Yaffe K, McClure LA, Howard G, Go R, *et al.* Kidney function and cognitive impairment in US adults: the Reasons for Geographic and Racial Differences in Stroke (REGARDS) Study. Am J Kidney Dis. 2008; 52: 227-34.

45. Schreiber S, Bueche CZ, Garz C, Kropf S, Kuester D, Amann K, *et al.* Kidney pathology precedes and predios the pathological cascade of cerebrovascular lesions in stroke prone rats. PLoS ONE 6: e26287. doi:10.1371/journal.pone0026287.

46. Wadaa M, Nagasawaa H, Kawanami T, Kurita K, Daimon M, Kubota I, *et al.* Cystatin C as an index of cerebral vascular disease: results of a cross-sectional study in community-based Japanese elderly. Eur J Neurol. 2010; 17: 383-90.

47. Jasal SK, Kritz-Silverstein D, Barrett-Connor E. A prospective study of albuminuria and cognitive function in older adults: the Rancho Bernardo Study. Am J Epidemiol. 2010; 171: 277-86.

48. Barzilay JI, Fitzpatrick AL, Luchsinger J, Yasar S, Bernick C, Jenny NS, *et al.* Albuminuria and dementia in the elderly: a community study. Am J Kidney Dis. 2008; 52: 216-26.

49. Knottnerus IL, Ten Cate H, Lodder J, Kessels F, van Oostenbrugge RJ. Endothelial dysfunction in lacunar stroke, a systematic review. Cerebrovasc Dis. 2009; 27: 519-26.

50. El Nahas M. Cardio-kidney-damage: a unifying concept. Kidney Int. 2010; 78: 14-8.

51. Nangaku M, Eckardt KU. Hypoxia and the HIF system in kidney disease. J Mol Med. 2007; 85: 1325-30.

52. Green WR. Histopathology of age-related macular degeneration. Mol Vis. 1999; 5: 2.

53. Higgins DF, Kimura K, Iwano M, Haase VH. Hypoxia-inducible factor signaling in the development of tissue fibrosis. Cell Cycle. 2008; 7: 1128-32.

54. Wyss-Coray T, Lin C, Sanan DA, Mucke L, Masliah E. Chronic overproduction of transforming growth factor-β1 by astrocytes promotes Alzheimer's disease-like microvascular degeneration in transgenic mice. Am J Pathol. 2000; 156: 139-50.

55. Ihn H. Pathogenesis of fibrosis: role of TGF-beta and CTGF. Curr Opin Rheumatol. 2002; 14: 681-5.

56. Zeisberg EM, Tarnavski O, Zeisberg M, Dorfman AL, McMullen JR, Gustafsson E, *et al.* Endothelial-to-mesenchymal transition contributes to cardiac fibrosis. Nat Med. 2007; 13: 952-61.

57. Strefler JY, Eliasziw M, Benavente OR, Hachinski VC, Fox AJ, Barnett JM, *et al.* Lack of relationship between leukoariosis and carotid artery disease. The North American Symptomatic Carotid Endarterectomy Trial. Arch Neurol. 1995; 52: 21-4.

58. Ikram MA, van Oijen M, de Jong FJ, Kors JA, Koudstaal PJ, Hofman A, *et al.* Unrecognized myocardial infarction in relation to risk of dementia and cerebral small vessel disease. Stroke. 2008; 39: 1421-6.

59. Lindgren A, Roijer A, Rudling O, Norrving B, Larsson EM, Eskilsson J, *et al.* Cerebral lessions on magnetic resonance imaging, heart disease and vascular risk factors in subjects without stroke. A population based study. Stroke. 1994; 25: 929-34.

60. Sierra C, De la Sierra A, Paré JC, Gómez-Angelats, Coca A. Correlation between silent cerebral white matter lesions and left ventricular mass and geometry in essential hipertension. Am J Hypertens. 2002; 15: 507-12.

61. Pressler SJ. Cognitive functioning and chronic heart failure: a review of the litterature (2002-July 2007). J Cardiovasc Nurs. 2008; 23: 239-49.

62. Mínguez B, Rovira A, Alonso J, Córdoba J. Decreased in the volume of white matter lessions with improvement of hepatic encephalopathy. Am J Neuroradiol. 2007; 28: 1499-500.

63. Rovira A, Mínguez B, Aymerich FX, Jacas C, Huerga E, Córdoba J, *et al.* Decreased white matter lesion volume and improved cognitive function after liver transplantation. Hepatology. 2007; 46: 1485-90.